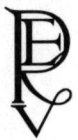

# Als auf Oscars Bauch ein Raumschiff landete

Lauren Slater

### Normale Geschichten aus einer verrückten Welt

Deutsch von
Ursula Locke-Groß

Rowohlt

Die fachliche Begleitung
der deutschen Ausgabe besorgten
Susannah Kennedy und Klaus Poppensieker,
Hamburg

Die Originalausgabe erschien 1996
unter dem Titel «Welcome To My Country»
im Verlag Random House, Inc., New York

1. Auflage Juni 1996
Copyright © 1996 by Rowohlt Verlag GmbH,
Reinbek bei Hamburg
«Welcome To My Country»
Copyright © 1996 by Lauren Slater
Alle deutschen Rechte vorbehalten
Umschlaggestaltung Susanne Heeder
(Illustration: Malergruppe «Die Schlumper»,
Uwe Bender: Ellerbrock & Schafft / Bilderberg)
Satz Caslon (Linotronic 500)
Gesamtherstellung Clausen & Bosse, Leck
Printed in Germany
ISBN 3 498 06311 1

# Inhalt

Für meine
sieben Schwestern

Alle Geschichten in diesem Buch basieren auf meinen Erfahrungen mit Patienten, die ich behandelt habe. Doch wurden, um die Persönlichkeitssphäre der Betroffenen zu schützen, in jedem Fall Namen, körperliche Merkmale und biographische Details geändert. Alle Beteiligten haben die aus diesem Grund vorgenommenen Verfremdungen akzeptiert. In einigen Fällen sind die Figuren, die ich beschreibe, aus verschiedenen Eindrücken und Geschichten zusammengesetzt, die mir in meiner Praxis als Psychologin begegneten. Mein Ziel war es, die subjektive Erfahrung von psychischen Krankheiten so wahrheitsgetreu wie möglich wiederzugeben und zugleich die Vertraulichkeit im Verhältnis von Therapeut und Patient zu wahren.

In den Fällen, in denen sich eine Geschichte auch nur vage auf einen konkreten Patienten bezieht (also kein zusammengesetztes Porträt darstellt), habe ich von den Betreffenden eine schriftliche Genehmigung eingeholt. All diese Personen fanden es wichtig, ein wenig von ihrem Leid – in welcher Form auch immer – mit der Welt zu teilen – in der Hoffnung, daß ihre Situation von anderen besser verstanden wird.

**Einleitung** Alfred Adler, einer der führenden Psycho-
analytiker des 20. Jahrhunderts, pflegte zu sagen, daß die
Konflikte, die die Leute in die Behandlung führen, fast sym-
bolhaft an ihren frühesten Erinnerungen abgelesen werden
können. Wenn wir uns daran erinnern, daß wir im Alter von
zwei Jahren an einem Strand bei Ebbe dicht am Saum des
Meeres entlangliefen und eine tote Möwe sahen, deren
schreckerfüllte Augen noch offen waren, dann sollte die therapeutische Arbeit, sagt Adler, an diesem Punkt einsetzen,
mit der Erfahrung des Todes und wie sie in uns aufsteigt.
Und wenn du dich an die Garage erinnerst, in der dein Vater
arbeitete, an den Geruch von Öl und die silbern glänzenden
Zähne der Säge, dann mußt du hier beginnen, die Knoten der
Gewalt aufzulösen, die zwischen Eltern und Kind gärt.

Wo, habe ich mich oft gefragt, bin ich? Ich gehe zurück,
schlängle mich durch die grauen Windungen meines Gehirns,
halte am Puppenhaus an, dessen Fenster so klein waren wie
meine Milchzähne, ein Plastikbaby schlief in einer Wiege,
sein Mund ein roter Klecks.

Hier? Nein, hier nicht, noch weiter zurück, bis zu einer
Haushälterin mit drahtigen Haaren und Kuchenteig, der vom
Holzlöffel tropfte, den sie in der Hand hielt. *Mund auf*, sagte
sie, und es gab für mich nur noch die Süße des Zuckers.
Hier könnte man anfangen, an diesem wunderbaren Ort.
Aber nein, nicht hier. Noch weiter zurück. Und es ist Som-
mer, eine Jahreszeit, die ich immer gehaßt habe, und Bäume
verdorren in der stehenden Luft. Hier. Hier. Eine Katze
schreit auf dem Hügel hoch hinter unserem Haus. Aus der
Klimaanlage tropft das Wasser wie Tränen auf den versengten

Gartenboden und färbt ihn dunkel, und wenn ich meine Füße fest auf den Boden stemme, kann ich fast spüren, wie die Wurzeln die Feuchtigkeit aufsaugen und die blutroten Tulpenbecher noch mehr wollen. Meine Schwester, blond und in einem Rüschenkleid, kommt aus dem Haus, nimmt meine Hand und führt mich die stille Straße hinunter. Ich kann noch nicht sprechen, und so höre ich nur, was die Vögel und die Motoren der Autos sagen, ein verworrenes Alphabet aus Gebrumm und ängstlichen Schreien. Dies ist die Welt des Kindes.

Und meine Schwester führt mich die Straße hinunter. Sie ist zwei Jahre älter als ich und verfügt über wunderbare Begabungen: sie kann reden, sie kann gehen, ohne hinzufallen, sie kann elegant aus Gläsern trinken. Ich glaube, sie singt mir etwas vor; als ich aber zu ihrem Gesicht hochschaue, gelingt es mir nicht, die Bewegungen ihrer Lippen mit der Melodie in der Luft zu verbinden. Ihre Lippen öffnen sich, und Augenblicke später dringen Töne in mein Bewußtsein, als ob ich einen Film sehen würde, in dem Ton und Handlung nicht synchron sind. Und obwohl ich erst zwei Jahre alt bin, erfaßt mich ein Gefühl des Getrenntseins, ein Wissen um die Kluft, die sich zwischen der Musik und dem auftut, der sie macht, zwischen der Sonne und dem, was sie bescheint, zwischen meiner und ihrer Hand, die ich halten, aber plötzlich nicht wirklich spüren kann.

Sie bleibt stehen, beugt sich nach vorn, streckt ihre Hand nach einer Blume aus, die hinter dem Zaun eines Nachbarn wächst. Vielleicht nach einem Frauenschuh oder einer Alraune, weiß mit zarten Ranken, von denen jede an der Spitze eine Beere trägt. Sie taucht ihr Gesicht in die Fülle und biegt den Stengel zu mir. *Hier. Riech.* Aber ich kann nicht. Die Hitze greift nach mir. Der Himmel macht keinen Sinn. Ich versuche zu riechen, aber plötzlich verschließt sich meine Nase, und die Welt wird grau und winzig klein. Die Blume scheint sehr weit weg zu sein, steif, künstlich, sie hat nichts Vertrautes. *Hier. Riech.* Der Stengel knirscht; die Blütenblätter sind tot, aus Wachs. So ist es, wenn man die Welt verliert, in den Momenten, wenn das Band zwischen dir und dem anderen nachgibt.

«Ja», könnte Adler sagen. «So haben Sie also nach einer Verbindung gesucht, ein Versuch, den Riß zwischen sich und den anderen zu schließen.» Ja, würde ich antworten, und während ich erkenne, daß dies der wichtigste Kampf ist für die Menschheit, glaube ich doch aus vielen Gründen, die mit meinem eigenen Leben zu tun haben, daß ich besonders empfindlich auf diese Risse reagiere. Ich spüre diese Risse als ein Gefühl von Fremdheit, erlebe sie als einen Zustand von Dissoziation.

Hier also meine Suche und die Suche anderer, dargestellt durch Episoden aus meiner Arbeit als Psychologin. Meine Patienten – Borderline-Persönlichkeiten, Soziopathen, Bulimiker, Schizophrene – sind fremdartige, tropische, grüne Rosen und gestreifte Pflanzen, die schwer zu verstehen sind.

Ich suche nach ihrem Duft und ihren Tönen, um tief in ihre verdeckten und verschlossenen Welten einzudringen, denn tief im Kern meiner Person kämpfe ich den gleichen Kampf. Und ich habe gelernt, daß es nur einen Weg gibt, in das Leben eines anderen Menschen einzutreten: Man muß die Schnittflächen finden, an denen das eigene Selbst auf ein anderes trifft. Wenn ich, an einem lang vergangenen Sommertag, mein Herz als Blütenblätter aus Blut begriffen hätte oder meine Knochen als Stiele und Wurzeln, wäre die Alraune vielleicht lebendig gewesen für mich. Aus dem gleichen Grund glaube ich auch, daß, wenn alles getan und gesagt ist, es in der therapeutischen Arbeit keinen anderen Weg gibt, als Beziehungen herzustellen, sich selbst im Patienten zu finden und das Selbst des Patienten in sich. Vielleicht könnten die Risse in und zwischen uns auf diese Weise überwunden werden, und in den getrennten Sprachen unserer Leben könnten vielleicht gemeinsame Silben, Sätze, ganze Themen auftauchen, die uns verbinden.

Dies sind also nicht nur die Geschichten meiner Patienten. Es sind genauso Geschichten über mich, und sie zeigen die Konflikte, Interaktionen und die Art einer Psychologin, die beobachtet, wie ihre eigene Vergangenheit auf ihre Gegenwart trifft, und die lernt, sich im komplizierten Gitterwerk der Lebensläufe ihrer Patienten wiederzufinden. Es sind Geschichten über Reflexionen und Verläufe, und ich beschreibe auch den Weg, den ich selbst gegangen bin, um mit meinen psychischen Schwierigkeiten fertig zu werden. Psychiatrie und Psychologie haben zwar die Bedeutung von Empathie und Verbundenheit immer betont, aber davon in der Praxis sehr wenig spüren lassen. Verbundenheit beruht jedoch zumindest zum Teil darauf, daß man sich offenbart und die Maske fallenläßt. Gerade in unserer heutigen Zeit, in der die medizinische Versorgung immer stärker unter ökonomischem Druck steht, scheinen die Medikation, das schnelle Verschwinden von Symptomen, Kurztherapien und profitorientierte Privatkliniken wichtiger zu werden als die wunderschöne und geheimnisvolle Alchemie, die Fäden zwischen den Menschen spinnt, Fäden, die die Schrecken manchmal mildern können und die uns helfen zu heilen.

In diesem Buch schreibe ich über Menschen, auf die ich am Anfang meiner Laufbahn als Psychologin traf, als ich unsicher, aber ziemlich forsch war, wie es ehrgeizige Anfänger so an sich haben. Einige Dinge würde ich inzwischen vermutlich anders beurteilen oder anders angehen – vielleicht auch nicht. Aber eine Sache hat sich nicht verändert: meine Überzeugung, daß weder Einsicht allein noch eine reine Verhaltensänderung Wandlungen bewirken. Ich glaube im Gegenteil, daß Therapie nur dann greift, wenn sie langsam lehrt, was Bindung und was Trennung ist, wenn sie uns lehrt, die schmerzlichen Hohlräume in unserem Inneren, die melancholischen Momente zu erforschen. Ich glaube, daß es einen Ort irgendwo dort draußen gibt, wo sich mein Selbst und dein Selbst treffen und zu etwas verschmelzen könnten, was wir, zumindest einen kurzen Augenblick lang, Liebe nennen dürften.

## Willkommen
## in meinem Land
Sommer, vierzig Grad, die Straße im Ostteil von Boston, in der sich das Haus für chronisch Schizophrene befindet, liegt tot und still in der Hitze. Alles ist neu für mich, ich habe meine Promotion fertig und meine akademische Ausbildung gerade hinter mir. Und schon versuche ich, wie ein Schizophrener zu denken, noch bevor ich mich im Bates-House für den Job vorgestellt habe. Ich versuche, einen, wie ich glaube, vollständig fremden Ort zu betreten. Wenn ich mir eine Psychose vorstelle, sehe ich, daß die Blätter an den Bäumen braun und verschrumpelt sind, daß die Blumen Feuer fangen; das Licht blendet und kreischt in einer Welt ohne Schatten.

Ich läute an der Eingangstür, und ein fetter schwitzender Junge mit einem pickelübersäten Gesicht öffnet mir.

«Ich bin mit Dr. Siley verabredet», sage ich und schaue auf den Zeitungsausschnitt in meiner Hand, wo das Stellenangebot schweißverschmiert zu einem schwarzen Rorschachklecks verschwimmt. Der Junge mit dem Pickelgesicht starrt und starrt mich an. Sein Gewicht und die Tatsache, daß er so schwitzt, lassen darauf schließen, daß er ein Patient ist. Dann streckt er seine Hand aus und berührt mich am Nacken. Ich zucke zurück. «Was ist los?» zischt er mich an, Speichel in den Mundwinkeln. «Sie mögen mich nicht, Sie mögen mich nicht, Sie mögen mich nicht!» Er singt es mehr, als daß er es sagt, und ich weiß nicht, was ich antworten soll. Ich möchte sagen: «Es tut mir leid.» Ich möchte sagen: «Weißt du denn nicht, daß es unhöflich ist, jemanden zu berühren, den man nicht kennt?» Ich möchte sagen: «Du machst mir angst.» Aber statt dessen wiederhole ich mit gepreßter Stimme: «Ich bin mit Dr. Siley verabredet. Könntest du ihm bitte sagen, daß ich da bin?» Der Junge zieht sich zurück. Mein allererster Kontakt mit einem Patienten endet frostig. «Dr. Siley», jammert er, während er durch die kühle Empfangshalle des Hauses rennt, «Dr. Siley, da ist so ein neuer Shrink. Passen Sie bloß auf. Sie ist ein Alien. Sie hat keine Knochen im Hals.»

So beginnt meine Arbeit mit dem chronisch schizophrenen Teil der Menschheit. Ich bin eine Fremde, ein Alien für sie, und sie sind es für mich.

Ich werde vom Leiter der Langzeit-Abteilung für Männer eingestellt, um einmal in der Woche mit sechs Patienten eine Gruppentherapie durchzuführen. Während ich mich in Harvard auf meinen Magister in Psychologie vorbereitete und danach an der Boston University meine Doktorarbeit schrieb, belegte ich Seminare über Psychopathologie. Ich habe nicht nur die wissenschaftliche Literatur gelesen, sondern auch die persönlichen Berichte, Bücher wie *Ich habe dir nie einen Rosengarten versprochen* und das *Tagebuch einer Schizophrenen*. Aber nichts von all dem reicht aus, mich auf die Rätsel vorzubereiten, vor denen ich bei der Arbeit mit diesen Männern stehe. Sie scheinen alles Bizarre dieser Welt zu vereinen, sie sind mit der schrecklichsten psychischen Krankheit geschlagen, die die Menschheit kennt. Hall, Andrews und Goldstein schrieben: «Schizophrenie ist für die Psychiatrie, was Krebs in der Medizin ist: sowohl eine Verurteilung als auch eine Diagnose.» Jeder, der sich darauf einläßt, mit chronisch Schizophrenen zu arbeiten, läßt sich auf einen angeblich hoffnungslosen Fall ein. So lernt man es, das sagt die Forschung. Diesen Eindruck habe ich auch von meiner ersten Gruppe.

Meine erste Gruppe. Sechs Männer, deren Krankenakten ich alle gelesen habe, bevor ich sie das erste Mal treffe. Ich schaue zu, wie sie hintereinander in den Therapieraum kommen. Sie nennen nacheinander ihre Namen, als ich sie danach frage, und ich verbinde Namen und Gesichter mit den Informationen aus den Akten.

Da ist Tran, Spitzname Moxi, ein kleiner kakaofarbener Vietnamese, der nach dem Krieg in die USA kam und sich den ganzen Tag über in den Korridoren vor unsichtbaren Buddhas verbeugt. Da ist Joseph, mit einem räudigen Bart und einem grün-khakifarbenen Kriegshelm, den er neben sich aufs Kissen legt, wenn er schläft. Charles ist zweiundvierzig und stirbt an Aids. Lenny stand einmal nackt vor der Harvard University und rezitierte Gedichte. Robert glaubt, daß Früchte, die keiner von uns sonst sieht, rund um ihn herum explodieren. Und dann gibt es noch Oscar, 290 Pfund schwer, der behauptet, daß ihm so verschiedene weibliche Wesen wie die Königin von England und Chrissy, die Shih-Tzu-Hündin von nebenan, ohne Unterlaß einen blasen.

Oscar schleppt sich in den Raum, stöhnt, läßt sich auf dem Boden nieder und bleibt dort mit hochgewölbtem haarigem Bauch liegen.

«Ich bin», sage ich, und meine Stimme ist brüchig vor Angst (denn ich habe so etwas noch nie gemacht; alle meine vorigen Patienten waren entweder gewalttätig oder traurig oder verängstigt, aber nicht ... nicht ... *das*), «Ihre neue Therapeutin. Wir werden uns einmal in der Woche treffen, miteinander über das sprechen, was ansteht, wie es Ihnen so geht, wir werden Probleme besprechen, uns Lösungen überlegen, Spiele spielen, ja, das auch. Wie finden Sie das?»

Schweigen. Oscar, auf dem Boden, scheint zu schlafen. Erstaunlich zarte Schnarchtöne kommen über seine dicken Lippen. Die übrigen Männer sitzen an die Wand gepreßt oder verschanzen sich, wie Fremde in einem Zug, in ihre eigene Leere ... Und doch haben einige von ihnen in diesem Haus an die sieben Jahre zusammengelebt. Wenn ich diese Leute besser kennengelernt habe, werde ich verstehen, wie es ist, sich fast ausschließlich in dieser Stille aufzuhalten. Bei den Mahlzeiten oder in den Aufenthaltsräumen sitzen sie da, schaukeln vor und zurück, schreiben imaginäre Zahlen in die Luft, dozieren vor einer unsichtbaren Zuhörerschaft von geschätzten Kollegen über Astrophysik, während an einem Ort, den ich nicht erreichen kann, Kometen explodieren und Sonnen sich zu weißen Zwergen verzerren. Die Welten der Männer sind von der meinen und voneinander so weit entfernt, daß sie nur gelegentlich die Hand ausstrecken, um jemandem, der neben ihnen sitzt, eine Zigarette zu klauen – und sofort krümmen sie sich wieder in sich zusammen und versinken in einem Kichern, das nur sie selbst verstehen.

Aber noch weiß ich nichts von all dem. Ich bin noch ein blutiger Anfänger. Ich schaue mich um, sehe mir meine sabbernden Patienten an. Innerlich lasse ich Techniken Revue passieren, bin unsicher, will es alles zusammenfassen – wie kann ich sie dazu bringen, in Kontakt zu treten? Die Stille verdichtet sich, und ich kann das trockene Schaben von Insekten in der Sommerhitze hören, das von außen her in den Raum dringt.

Schließlich räuspert sich Joseph, nimmt seinen Helm ab und starrt versunken in ihn hinein. «Was ist da drin, Joseph?» frage ich. «Was ist in Ihrem Helm?»

«Verlorenes Blut und höllisch tolle Tabuuus», sagt er. «Eine Mädchenkurve weibliches Abenteuer.» Ich überlege krampfhaft, was ich sagen soll. Habe ich etwas davon verstanden? Woran kann ich oder ein Gruppenmitglied anknüpfen? Eine Mädchenkurve? Ein Abenteuer? Ich beschließe, nicht darauf einzugehen. «Und Sie, Charlie», sage ich, «können Sie mir etwas über sich erzählen?»

«Charles», schreit er. «Nein, nicht Charlie, Charles, Charles, Charles.» Er beißt sich auf die Lippen und wirft seinen Kopf so gewaltsam hin und her, daß ich mich an etwas erinnere, was sehr lange Zeit zurückliegt, als ich das Aquarium besuchte und einen Hai sah, einen Fisch zwischen Zähnen und Bartfäden, und der mit seinem flachen silbernen Kopf vor- und zurückschnellte, während der Körper seiner Beute zerbarst. «Charl*es*, Charl*es*, Charl*es*», wiederholt er immer wieder.

«Charl*es*», singt Lenny, ein Schwarzer, von der anderen Seite des Raumes her. Lennys Haut hat die Farbe schwärzester Kohle, seine langen Gliedmaßen sind durchzogen von zuckenden Muskeln. Lenny sieht so gesund aus, sein Körper spricht mit Knochen und Sehnen, die unter dem Fleisch liegen. Dieser Mann, denke ich, wird sicherlich etwas Sinnvolles sagen.

«O Charl*es*», sagt Lenny und schaut nicht in die Richtung von Charles, sondern unverwandt an die Decke. «Du brauchst einen Schützling wie Henry Collins. Ich habe meinen Schützling, Henry Collins, und wenn ich nicht nach Chelsea gehe, bleibt er bei mir und hilft mir, kein Zuhälter zu sein. Ich war mal ein Zuhälter, aber davor ist mein Name Cuppy.»

«Cuppy?» sage ich zu Lenny und blinzle. «Sie heißen Cuppy?»

«Manchmal», sagt Lenny. «Das hängt vom Nebel ab.»

Es ist sinnlos, denke ich während der ersten Wochen mit der Gruppe, der Versuch, diese Männer dazu zu bringen, untereinander oder mit mir Verbindung aufzunehmen, ist sinnlos, denn Kontakte zwischen Menschen sind zumindest teilweise von Worten abhängig, und die Worte des Schizophrenen sind schrecklich verworren. Der Schizophrene spricht ein Kauderwelsch, das Psychologen «Wortsalat» nennen; Nomina und Verben, Bruchstücke aus der Vergangenheit, Schnipsel aus Träumen – alles vermischt in einem üppig feuchten Durcheinander. Manchmal fliegen wunderschöne Funken von Bedeutung auf und zu anderen Zeiten bizarre, aber poetische

Halluzinationen – der Mann mit den blauen Ohren, der an der Decke schläft, wundersame Heilmittel, die aus den Reagenzgläsern in irgend jemandes Kopf schäumen. Nach diesen Schwaden von Sinn und Rhythmus hältst du Ausschau, und da du jede gute Welle mitnimmst, versuchst du, sie zu reiten, aber zu oft löst sie sich in Schaum auf, und du wirst vom mentalen Algenwirrwarr überrollt.

Das Personal der Abteilung, von denen viele nach mehreren Jahren Arbeit mit chronisch Schizophrenen sehr erfahren sind, gibt mir den Rat, «Tiefenarbeit» zu vergessen – bei der man sich entweder auf die inneren Welten der Patienten konzentriert oder versucht, wirkliche Beziehungen zwischen ihnen zu fördern –, und es fällt mir nicht schwer zuzustimmen. In meiner Ausbildung als Psychologin wurde vor allem auf Verhaltenstraining Wert gelegt und jede andere Form von Psychotherapie mit Schizophrenen heruntergespielt oder rundweg abgelehnt. Vielleicht, weil wir aus Studien über biochemische Prozesse und Hirnstrukturen Schizophrener wissen, daß die Aktivitäten dieser Patienten kaum unter dem Diktat der vielgerühmten Großhirnrinde stehen. Normalerweise können sie höchstens die einfachsten Tätigkeiten der Selbstversorgung erlernen. Die Behandlung chronisch Schizophrener – und auch die akademische Ausbildung von Psychologen, die diese Behandlung durchführen – entfernt sich immer mehr von der Erforschung der Halluzinationen und Wahnvorstellungen und der Förderung von Beziehungen. Statt dessen konzentriert man sich auf die Einübung der täglichen Verrichtungen – wie man mit Geld umgeht, daß man sich anzieht, daß man seine Medizin regelmäßig einnimmt, daß man sich eine Mahlzeit bereitet.

Jeden Freitag trifft sich die Belegschaft, sechs an der Zahl, in dem kleinen Büro neben dem Eingang. «Moxi benutzt die Seife nicht, wenn er duscht», sagt Bill, ein therapeutischer Betreuer. «Wir müssen mit ihm darüber sprechen.»

22

«Oscar ißt zu viele Pizzas. Wer von euch möchte ihm helfen, seine Kalorien zu zählen?»

Die Treffen dauern nur eine Stunde, aber gefühlsmäßig sind es eher vier. Die Zeit zieht sich hin, wir reden darüber, daß wir Joseph zum Zahnarzt bringen müssen, da seine Zähne verfaulen – und versäumen es, uns auf die interessantere Tatsache zu konzentrieren, daß er den Eindruck hat, in seinem Magen schwimmen kleine Aale. Wir reden über Robert und seine Medikation und schieben seine Angst vor explodierenden Früchten einfach beiseite. Vielleicht tun wir das, weil wir nichts von Früchten verstehen, die eine Welt bespritzen und beflecken, von der keiner von uns weiß, wie sie zu erreichen ist.

Und vielleicht tun wir das, weil jeder von uns auf dieser Station fest davon überzeugt ist, daß der Schizophrene mit den sich zurückbildenden neuronalen Verbindungen, der Ebbe oder Flut von Dopaminen in seinem Hirn, nicht an Höheres wie Liebe und Schönheit, den Aufbau einer intimen sexuellen Beziehung denken kann. Das wäre, als versuche man, Dostojewski einem Dreijährigen, Logarithmen einem Alzheimerkranken zu erklären.

Doch wie kam es zu dieser Überzeugung, frage ich mich? Schließlich sah man vor langer Zeit, im Wien Freuds, den Wahnsinnigen als eine der Schöpferkraft nähere Person – in seinem vor sich hin dämmernden Schädel steckten die Sterne van Goghs. Harold Searles schrieb ausführlich über das Gefühlsleben von Schizophrenen und darüber, wie wichtig eine Therapie sei, die diese Gefühle achte und erforsche. Ich führe den Verlust von solchen Ansichten – d. h. den Verlust des Glaubens daran, daß Schizophrene komplexe emotionale und beziehungsorientierte Interventionen brauchen – darauf zurück, daß sich in den fünfziger Jahren die humanistische Psychologie und Abraham Maslow durchsetzten. Maslow half uns mit seiner Hierarchie der Grundbedürfnisse, damit aufzuhören, dauernd über Verdrängung nachzudenken, und statt dessen damit zu beginnen, uns mit Selbstverwirklichung zu beschäftigen. Maslow zufolge wollen wir uns alle verwirklichen, aber nur wenige sind dazu fähig. Bevor wir uns auf die höheren Bedürfnis-Stufen konzentrieren können – zu deren Kernkomponenten emotionales Verstehen, Liebe und Zugehörigkeit zu anderen zählen –, müssen wir zuvor von Hunger, Durst und Krankheit frei sein, danach von Gefahren, die entweder unser psychisches oder physisches Überleben in Frage stellen.

Maslows Modell war linear und scheint (zusammen mit dem Behaviorismus, der Charakterpsychologie und der zunehmenden Popularität der Neurophysiologie) zu einer wesentlichen Voraussetzung der derzeitigen Behandlungsphilosophie von Schizophrenie beigetragen zu haben: indem nämlich die Fähigkeit, sich Themen wie Liebe und Intimität auch nur anzunähern, davon abhängig gemacht wird, ob man eine angemessene Wohnung und eine stabile Persönlichkeit besitzt, die relativ ungestört ist von zwischenmenschlichen oder intrapsychischen Bedrohungen. In Maslows Modell wäre die Belastung einer Psychose mit den sie begleitenden Schrecken und Verwirrungen so dominant, daß ihr alle Ambitionen, die sich auf etwas Höheres richteten, untergeordnet würden.

Und doch meine ich, während ich beginne, den Männern in meiner Gruppe zuzuhören, und Woche um Woche verstreicht, Fünkchen einer Kapazität zu entdecken, die über Grundbedürfnisse hinausweisen. Oscars Wahnvorstellungen haben ausgesprochen viel zu tun mit seinen Freundinnen, die auf dem Planeten Pluto leben und auf Dächern landen, wenn sie ihn besuchen wollen. Er erzählt mir, daß seine siebenhundert chinesischen Frauen ihn des Nachts besuchen und durch die Fenster hereinschlüpfen. Und Joseph brabbelt oft stundenlang von seiner Frau und seinen beiden Kindern in Brighton, die, wie mir das Therapeutenteam versichert, nie existiert haben. Spiegeln solche Wahnvorstellungen nicht vielleicht die reife Sehnsucht nach Nähe, die in diesen anscheinend unreifen Persönlichkeiten verborgen liegt? Ich bin mir nicht sicher. Ich weiche zurück, arbeite mich mühsam wieder nach vorn, prüfe und kontrolliere. Was ist es? Wie kann ich es definieren? Im Durcheinander ihres Wortsalats entdecke ich manchmal Spuren durchgehender Themen, in Stücke geschnittene Äpfel der Sehnsucht, grüne Blätter der Liebe. Ich möchte dorthin, ich möchte durch diese Gärten gehen.

Es ist jetzt Ende August, und ich habe die Gruppe inzwischen zwei Monate lang geleitet. Schon aufgrund des Charakters meiner Ausbildung habe ich zwei Monate lang der Versuchung widerstanden, die Gärten zu betreten. Statt dessen habe ich versucht, den Bildern auszuweichen, mit denen diese Männer mich wie mit Papierkügelchen bewerfen, mich durchzuschlängeln, und ich bin müde. Die Hitze, die über der Stadt brütet, ist ungebrochen. Tag für Tag steigt sie wie ein Alptraum empor, hüllt die silbernen Wolkenkratzer ein, fängt den Smog, so daß er ein graues Braun auf unseren Brücken hinterläßt. Manchmal, wenn ich nach der Arbeit ins Freie trete, kommen mir die Leute, die auf den Gehsteigen hin und her hasten, wie Gespenster vor, traurige, schwitzende Geister aus einer unterirdischen Welt. Fetzen von Verrücktheit kleben an mir wie Fusseln, ich kann sie nicht abschütteln. Die Bizarrerien meiner Patienten ermüden mich, mehr noch ermüden mich allerdings meine Versuche, ihre Halluzinationen zu ignorieren und mich statt dessen auf Geld und Medikamente zu konzentrieren und darauf, daß ein Hemd keine Flecken haben soll. Als Lenny mir während einer Sitzung erzählt, daß er Kontakt zu einer Frau hat, die auch ein Farbpinsel ist, sage ich zu ihm, wie ich es gelernt habe: «Nein, Lenny. In dieser Gruppe gibt es keine Frauen, die auch Farbpinsel sind. Warum erzählen Sie uns nicht, was Sie wirklich meinen? Warum hören Sie nicht auf, sich in Ihrem Sitz herumzuflegeln, warum setzen Sie sich nicht gerade hin und knöpfen Ihr Hemd zu?» Als Joseph der Gruppe erzählt, daß er im Ersten Weltkrieg sieben Soldaten erschossen hat, sage ich: «Sie waren nie im Ersten Weltkrieg. Sie sind hier in diesem Raum. Mit allen von uns, jetzt. Erzählen Sie uns, was Sie am Wochenende tun wollen und warum Sie drei Tage hintereinander verschlafen haben.» Meine Arbeit ähnelt der eines Torwarts beim Fußball; wieder und wieder schnellen die Schüsse des Wahnsinns auf mich zu, und wieder und wieder versuche ich, die Bälle abzufangen oder, was noch besser ist, dem Ball die Luft abzulassen.

Und ich bin müde, und mein eigenes Leben ist ein wenig langweilig geworden, flach, es fehlt die Fantasie. Ich glaube, ich brauche einen neuen Freund, ein wenig Pfeffer und Sex. Abends fahre ich zu Bradleys, weil es erst spät schließt, und probiere die wildesten und verrücktesten Sachen an, die ich finden kann – einen Rock mit Dschungelmuster und Cowboystiefel mit roten Quasten, ein kleines Etwas von einem Sonnentop, das die gefährliche Vertiefung zwischen den Brüsten zeigt. So betrete ich einen anderen Ort, der dem vielleicht näher ist, an dem sich meine Patienten aufhalten. Und Rebellion steigt in mir auf. «Ha!» denke ich. «Die Einübung der täglichen Verrichtungen! Ich brauch eine Pause.»

Und deshalb mag mein Widerstand zusammengebrochen sein, als Oscar einige Tage später verkündet, daß ein Raumschiff auf seinem riesigen Bauch gelandet sei. «All right», sage ich, schau mich im Raum um, sehe nach der Tür und hoffe, daß sie geschlossen ist und niemand vom übrigen Personal etwas hören kann, «warum sollen wir nicht einsteigen? Gehen wir.»

«Gehen wir!» schreit Lenny, der Unbezähmbare, und springt auf und nieder.

«Wohin?» frage ich und meine es wirklich. Ich denke an die in Stücke geschnittenen Äpfel der Sehnsucht, die grünen Blätter der Liebe. Was bedeuten die Dinge im fantastischen Redefluß der Schizophrenen? Wird uns das Raumschiff näher an diese Themen heranbringen, Themen, die Maslow fast an die Spitze seiner Hierarchie setzt, die der Schizophrene angeblich nicht erreichen kann?

Lenny schlendert durch den Raum und macht es sich direkt neben Oscar auf dem Boden bequem. Er nimmt seine tiefschwarze Hand und legt sie auf Oscars weißen aufgeblähten Bauch. Die Hand liegt da wie ein schwarzer Stern auf einem weißen Himmel, eine verrückte Verkehrung.

«Kommt», sage ich und schau mich nach dem Rest meiner Gruppe um. «Charles, kommen Sie, setzen Sie sich neben Oscar. Sie auch, Moxi», sage ich zu dem kleinen Mann, der Woche für Woche in sich verkrochen und schaukelnd in einer Ecke sitzt, der sich nicht bewegen will, nicht sprechen will, niemals. Moxi ist der Verschlossenste von allen. Es fehlen ihm drei Finger und ein Hoden, da die Stimme der Heiligen Jungfrau ihm befohlen hatte, sie abzuschneiden. Das Äußerste, was er in der Gruppe tut, ist ein Ja oder ein Nein vor sich hin zu murmeln. «Sie auch, Moxi», sage ich ein wenig lauter.

Die Männer lassen mich nicht aus den Augen, etwas in ihren sonst schlaffen Gesichtern ist lebendig geworden; sie rutschen auf ihren Stühlen nach vorne.

Auch ich rutsche von meinem Stuhl auf den Boden, setze mich so nahe neben Oscar, daß ich sehen kann, wie sein Bauch sich hebt und senkt und Schweiß aus großen roten Poren tropft.

«Ein Raumschiff», sage ich noch mal zu Oscar. «Es ist gerade auf Ihrem Bauch gelandet. Um uns in Ihre Welt zu bringen.» Die übrigen Männer krabbeln her, setzen sich wie Indianer im Kreis um Oscar. Ich habe sie noch nie so nahe beieinander gesehen. «Wir steigen ein», sage ich, «und wir werden alle zusammen starten. Was sehen wir, Oscar? Wo sind wir?»

Lenny hat seine Hand immer noch auf Oscars Bauch und fährt jetzt hin und her, macht reibende Bewegungen. Oscar, seine Stimme ist flach und rauh, beginnt zu sprechen.

«Sheba», sagt er. «Wir werden Sheba besuchen. Sie lebt dort oben, mein Mädchen lebt dort oben, im Himmel. Sie ist ein Stern. Sie ißt Lammkeule ohne Haut. Und Tintenfisch.»

«Tintenfisch», sagt Joseph. «Ausgeflippt.»

«Sheba ist Ihr Mädchen», sage ich.

«Ich habe Hunderte von Mädchen», antwortet Oscar, «überall im Himmel. Es sind Albinos, eindeutig. Sie leisten mir Gesellschaft. Sie lieben mich.»

«Sie lieben Sie», sage ich, und etwas wie Traurigkeit steigt in mir auf, wenn ich an den übergewichtigen Oscar denke, der von Mädchen nicht geliebt wird. Ich höre, wie meine Stimme leise wird, daß ich flüstere. Der Raum scheint dunkler zu sein, und das, obwohl die Sommersonne wie Glutasche im weißen Himmel draußen brennt. Schatten, sexy Schatten, vibrieren und schwingen auf den Wänden.

«Sie lieben ihn», sagt Joseph, und es ist etwas Bitteres in seiner Stimme. «Mit mir ist das so, daß ich auf meine Frau in Brighton warte. Sie ist übrigens bei mir, und das ist nett. Manchmal sitzt sie auf meinem Kopf.»

«Und diese Frau, dieser Albino», sagt Oscar. Seine Augen sind geschlossen, und unser Raumschiff gleitet weiter und dreht sich. «Ich sag euch, die hat eine Fotze.»

«Es ist ganz schön schwierig», verkündet Lenny, «in eine Fotze reinzukommen. Besonders, wenn noch keiner vorher drin war. Und wenn du einmal drin bist, fällst du so schnell wieder raus. Mein Schützling, Henry Collins, sagt das auch.»

«Rausfallen rausfallen», murmelt Charles. Er schaukelt vor sich hin, und seine silbernen Haare leuchten wie ein stroboskopisches Licht im Weltall. Und wir steigen weiter und drehen uns, und gleichzeitig denke ich, daß wir dichter am Boden sind als jemals zuvor.

«Landung», sagt Lenny, hebt seine Hand und schlägt auf den Boden – *platsch*. Es reißt uns alle hoch vor Schreck. Der Traum ist gebrochen. Der Glanz der Albinos verblaßt.

Die Männer schlurfen zu ihren gewohnten Plätzen zurück, einer nach dem anderen, jeder wieder für sich. Sie fangen wieder an, vor und zurück zu schaukeln und mit dem Fuß auf den Boden zu klopfen, sie sind, voneinander getrennt, in ihrer eigenen Welt. Aber einen winzigen Moment lang waren sie zusammen, und ich war dabei.

So gibt es vielleicht doch eine Brücke, die von den Welten, in denen nur sie leben, zu gemeinsamen Welten führt, auch in meine. Aus feinem Schmiedeeisen ist diese Brücke gebaut, mit geflügelten Wasserspeiern bestückt, sie ist etwas ungewöhnlich, aber stabil genug, den Winden des Irrsinns standzuhalten. Die Männer kommen mir so einsam vor, jeder sitzt wieder weit weg vom anderen, ist stumm und starrt in sein eigenes Stückchen Luft. Als wir aber auf dem Boden saßen und über Frauen sprachen, über die Sehnsucht nach anderen Menschen und nach jemandem, der zu einem gehört, betraf das auch mich, jeden von uns. Verrückt oder normal, wir alle kennen die Sehnsucht, daß unsere Haut eine andere Haut berührt, unser Verstand sich an einem anderen Verstand reibt, wenn wir uns begegnen.

Draußen auf der Straße Geschäftsleute, Teenager, Mädchen in Sommerkleidern – die ganze Stadt zieht an uns vorbei. Die Patienten drehen die Köpfe, um zuzusehen, und in ihren Augen liegt etwas Schmerzliches. Die meisten von ihnen leben seit Jahren isoliert in dieser Abteilung. Charles, denke ich, hat nie gearbeitet, spart aber jeden Pfennig seiner staatlichen Unterstützung für einen Koffer, ein kleines Stück Kultur, das er ergattern kann. Und während wir von unserer Seite der Schranke nach draußen schauen, hat eine Lady mit einer eintätowierten Rose auf der Schulter ihren Auftritt.

«Hallo hallo», gurrt Joseph und klopft gegen die Scheibe, «hallo hallo», und dann verwirrt sich, was er sagt, zu Wortsalat. «Oh, goldene Boote und Bäuche.» Er hört auf, die Augen nach innen gerollt, er kämpft um die Worte, die er meint. Er versucht es noch einmal. «Himmel voll fliegendem Dreck», schreit er und dreht sich um, um der Frau nachzusehen, die hinter der nächsten Straßenbiegung verschwunden ist. «Hart unter der Mauer», zischt er. Er ballt die Faust und schüttelt den Kopf, gefangen in seiner Krankheit, die ihm die Worte verwehrt.

Auf dem Boden stöhnt Oscar. Er schlägt sich dreimal auf den Bauch. «Wir leiden», sagt er, «es tut uns weh, so zu sprechen.»

Ich möchte ihnen helfen, zurück in das Raumschiff zu kommen. Je mehr ich darüber nachdenke, desto verständlicher wird mir die kardinale Bedeutung von Beziehungen für diese Männer, die Beschäftigung damit, wie man sie anknüpft, wie man sie erhält, wie man über ihren Verlust trauert. Obwohl ihre Sehnsucht sich oft als Geilheit äußert, glaube ich nicht, daß dieses Begehren durch so etwas Einfaches wie den Geschlechtstrieb motiviert ist. Der sehnsüchtige Wunsch nach dem Koffer, die Sensibilität für Sprache und die Qual, sie verloren zu haben, die einfachen Berührungen und das Leiden in ihren Gesichtern – all das, glaube ich, beweist, daß ihr Bedürfnis nach Beziehung aus komplexeren Schichten stammt, daß es in der Notwendigkeit wurzelt, irgendwohin zu gehören, ein Teil der weiteren Welt zu sein. Trotzdem frage ich mich, ob ich ihnen diese Bedürfnisse nicht aufoktroyiere, ob ich nicht mein entwickelteres Deutungssystem ihrem Seelenmatsch aufdrücke. Eines Abends gehe ich nach der Arbeit in die Bibliothek und schaue, was es über Wahnvorstellungen gibt. Es gibt Artikel über Größen- und Verfolgungswahn, aber nirgends sind in der Literatur auch nur am Rande Wahnvorstellungen erwähnt, die sich um Sehnsucht und Verlust drehen, um unendlichen Raum und die Tundra. Warum? Es läßt mich nicht los. Ist die schizophrene Erfahrung für uns etwas so Bizarres, daß wir uns nicht vorstellen können, ein solcher Patient leide an etwas so Gewöhnlichem wie Einsamkeit? An etwas so Hochgestochenem wie existentieller Entfremdung? Ich möchte die Dinge nicht vereinfachen und will nicht so weit gehen zu behaupten, daß Schizophrenie durch eine existentielle Entfremdung oder simple Einsamkeit verursacht wird. Aber sie scheint sich in einem verstärkten Gefühl von Isolation und einer starken Sehnsucht nach Beziehung zu äußern, die in der Fantasie verschmelzen, dem einzigen Weg, den die Krankheit erlaubt.

Dies ist nur eine Hypothese, aber ich entschließe mich für sie. Ich entscheide mich, ab jetzt in der Gruppe auf die Einübung der täglichen Verrichtungen zu verzichten, dieses *KnöpfdirdeinHemdzusetzdichgeradehinwarumnimmstdunicht-deineMedizindenkdarandieBadematteaufzuhängen*, und nehme einfach mal an, daß sie zu mehr imstande sind. Ich versuche, eine Gruppe aufzubauen, die ein sozialer Raum ist. Ich frage mich, ob diese Männer dazu fähig sind, unter Anleitung zu lernen, Beziehungen zueinander aufzubauen, die die Membrane ihres Wahnsinns durchbrechen würden, oder ob das nicht möglich ist. Und wenn sie Beziehungen zueinander aufnehmen und sich auf das einlassen können, wonach sie sich so unmißverständlich sehnen – eine Sehnsucht, von der ihr ganzes Wahnsystem spricht –, bin ich neugierig, welche Art von Beziehungen sie tatsächlich haben werden.

Ich führe mehr Aktivitäten in die Gruppenarbeit ein, da ich glaube, daß sich Beziehungen am besten herstellen lassen, wenn man gemeinsam etwas tut. Und ich setze mehr Bewegung ein, da ich vermute, daß nur körperliche Bewegung kräftig genug ist, meine Patienten aus ihrer Vereinzelung herauszukatapultieren. Manchmal klappt das, manchmal nicht. Eines Nachmittags veranstalten wir eine erstaunlich erfolgreiche Pizzaparty. Die Männer schaffen es, nachdem sie eine Stunde lang ausführlich darüber diskutiert haben, Salami- und Peperonibelag zu bestellen, in die Pizzeria zu gehen, ihr Essen abzuholen und das Ergebnis ihrer Arbeit portionsweise aufzuschneiden. Sie sitzen um den Küchentisch herum wie bei einer Familienmahlzeit.

Ich selber muß meine Hemmungen zumindest zum Teil ablegen und mir einen Ruck geben. Schließlich habe ich gelernt, in einem Büro zu sitzen und mit meinen Klienten in stromlinienförmigen Sätzen zu reden. Jetzt muß ich singen lernen.

«Leaving on a Jet Plane?» schlage ich vor, da ich das Lied aus meiner Kindheit kenne.

«Summer Wind», sagt Oscar, und zu meinem Erstaunen setzt er sich auf und überrascht uns mit einer wundervollen Nachahmung von Frank Sinatra, einem Lied voller Wiesen und blondem Haar. Die Männer blinzeln, öffnen ihre Augen. Robert schlurft durch den Raum und bietet Oscar seine Faust als Mikrophon an. Das Lied gleitet in Roberts Hand hinunter, und als es zu Ende ist, preßt Robert seine Finger ans Gesicht und verharrt so, bis unsere Zeit um ist.

Die Gruppe blinzelt, streckt sich und wimmert leise wie ein ganz junges Tier, das gerade aufwacht. Das alles ist nicht besonders dramatisch, es sind kurze, kaum greifbare Momente, wenn Hände sich an Wangen pressen, wenn Lieder aus einem Mund kommen, der sich für einen Augenblick öffnet und im nächsten wieder fest verschlossen ist. Und natürlich gibt es lange Zeiten, in denen nichts zu gehen scheint, in denen die Männer weder reden noch etwas zusammen machen wollen. sie schaukeln immer noch viel vor sich hin, klopfen mit dem Fuß auf den Boden, träumen, sabbern. Aber ein wenig scheint sich doch zu verändern. Ab und zu ein Lied. Und ich bin ein bißchen stolz, als Sophie, eine therapeutische Betreuerin, mich eines Tages beim Verlassen der Klinik in der Halle anhält und sagt: «Die Atmosphäre hier ist besser geworden. Gestern stolperte Lenny ins Büro und hat der Belegschaft Mackie Messer vorgesungen.»

Ich bringe Kreidestifte und große Bögen neues weißes Papier mit, sage den Männern, sie sollen ein Geschenk malen, das sie einem anderen Mitglied der Gruppe gerne geben möchten. Einige schmieren sich die Kreiden ins Gesicht, die Augen halb geschlossen, Lenny sucht sich ein tiefes Rot aus, wischt damit über das Blatt und lehnt sich zurück, betrachtet die blutrote Lebenslinie. «Ahhh», sagt er zu sich selbst. «Ahhh, jaaa. Jaaa.» Er benützt die Kreide, um ein kompliziertes Muster in die Luft zu malen, und geht dann zu Charles hinüber, zeichnet ihm langsam eine dicke Ader in den Nakken. Charles macht unter der Berührung einen Buckel wie eine silberne Katze.

Da die Fenster offen sind, flattern und knattern die Papierbögen frisch in der Brise des ausgehenden Sommers. Die Männer scheinen, mit Ausnahme von Moxi, der noch immer zusammengekauert und schaukelnd in seiner Ecke sitzt, angeregter zu sein als sonst. Robert malt etwas, von dem er mir sagt, daß es ein Bordell sei, und stolziert durch den Raum und läßt den Papierbogen in Josephs Schoß fallen. Joseph salutiert und gibt ein kurzes Kommandeurs-Dankeschön von sich. Lenny zeichnet, was er eine Ravioli nennt, und läßt das Blatt zu Oscar hinübersegeln. Oscar, der wie gewöhnlich auf dem Boden liegt, schafft es, sich auf die Seite zu drehen, einen Arm auszustrecken und ein Bild seiner Mutter zu zeichnen. «Wem wollen Sie es schenken?» frage ich ihn.

Er antwortet nicht. Statt dessen schaut er auf die wenigen

ungelenken Striche, die er gemalt hat. Er sagt: «Ich habe Angst. Angst davor, daß sie stirbt. Wer soll sich um mich kümmern? Von meiner Familie ist sonst niemand mehr da. Deshalb hab ich Sheba und die Mädchen im Kopf. Die verrückten Gedanken und die Mädchen sind besser als nichts.»

Augenblicke wie diese sind die Belohnung für meine Arbeit. Augenblicke, in denen sich die Wolken der Konfusion verziehen und ein anscheinend unfähiger Patient mit einem kostbaren sinnvollen Satz einen Durchbruch schafft. In Augenblicken wie diesen erinnere ich mich an den Kometen, den ich sah, als ich noch ein ganz kleines Mädchen war. Es war spätnachts, und ich befand mich in einem Garten in der Karibik, umgeben von fremdartigen Blüten, die ich noch nie zuvor gesehen hatte, geheimnisvoll ineinandergefalteten und herabhängenden Pflanzen mit Zungen und schimmerndweißen Sternen in ihrer Mitte. Und eine Hand (wessen Hand? Eine Traumhand mit Schattenfingern) faßte mich am Kinn, und eine Stimme (wessen Stimme? Die Stimme meines Vaters) sagte mir, ich solle in den Himmel schauen, denn dort war eine Blume, die noch fremdartiger war als die auf dieser Erde – ein Komet, der aus der Dunkelheit flammte, sein Schweif ein Geflatter feuriger Blütenblätter. Und die Stimme, die Stimme meines Vaters, sagte mir, daß der Komet diese Nacht aufgetaucht sei und erst nach einer sehr langen Zeit wiederkommen würde. Oscar auf dem Boden über die schmiedeeiserne Brücke mit den Wasserspeiern hinweg zu beobachten ist das gleiche, wie diesen Kometen zu sehen, eine helle Explosion, etwas Trauriges und Wunderschönes, Verlust, der sich in den vereinzelten Funken seiner Worte in der Schwebe hält. Ich lächle.

«Ich bin einsam», sagt Oscar, immer noch klar. Er holt sich eine braune Kreide aus der Schachtel und skizziert schnell einen leeren Schädel. «So sieht mein Kopf ohne Sheba und die Albino-Mädchen aus», sagt er. Plötzlich sieht er mich

34

direkt an und zwinkert mir zu. «Mädchen», sagt er, «kommst du mit mir unter den Sprinkler?»

Auf dem Rasen draußen fächert ein Rasensprenger hin und her und sprüht Wasser auf das versengte Gras. «Geht nicht», sage ich. «Aber wenn Sie einsam sind, warum fragen Sie nicht einen aus der Gruppe, ob er Sie in den Arm nimmt?»

«Was sind wir, Homos?» zischt Charles. Das Aids hat ihn so dünn gemacht, daß die Adern in seinem Nacken hervortreten, während er spricht, und Lennys blutrote Linie auf und ab hüpft. Vielleicht ist Charles homosexuell und kann es sich nicht eingestehen.

«Auf», sage ich zu Oscar. «Ein *echter* Mann stellt sich jeder Herausforderung.»

Oscar schaut sich um. «Hey», sagt er und stemmt sich hoch, so daß er in die Nähe von Robert kommt. «Hey, Blödmann. Möchtest du deinen Kumpel mal kurz in den Arm nehmen?»

Es sind tapfere Männer, o ja, sie lernen, sich zu berühren, sie lernen es zu lieben, obwohl alles um sie herum sie verraten hat.

Im November beginnt das Sterben von Charles. Er hat den Augenblick gut gewählt. Er wird schwächer, als sich gerade die letzten Blätter von den Bäumen lösen und die nackten Zweige wie Drähte in die Luft ragen. Wenn ich morgens aufwache und den silbernen Reif auf dem Gras sehe, denke ich an Charles und wie er in seiner Krankheit leuchtet. Er wird so extrem dünn, daß man seine Knochen durchscheinen sieht, und seine Augen versinken in schattigen Löchern. Wunden zerplatzen auf seiner Haut und sondern eine wäßrig-rote Flüssigkeit ab, die er nicht abwaschen will. Das Pflegepersonal trägt Gummihandschuhe, wenn sie ihn säubern.

Eines Tages, als ich im zweiten Stock der Abteilung bin, um die Männer aus ihren Räumen zu holen, da es Zeit für die

Gruppentherapie ist, finde ich Charles nackt in seinem Zimmer. Ich sehe Schönheit vermischt mit Horror. Das Rückgrat zeichnet sich unter der papierdünnen Haut wie eine Kette aus Perlen ab, und die Wunden auf seinen Armen und seinem Gesäß blühen naß und frisch. «Wir können ihn nicht hierbehalten», sagt Sophie in der Teambesprechung. «Es ist zu gefährlich für die anderen.»

Bill, ein anderes Mitglied des Teams, findet Charles ein paar Tage später zusammengesunken auf der Treppe, und ein Krankenwagen kommt und nimmt ihn mit. Die Männer wollen nicht zusehen. Sie verkrümeln sich in den Aufenthaltsraum oder in ihre eigenen Zimmer, starren eigensinnig in die Luft und zeichnen unsichtbare Figuren. «Sagt Charles auf Wiedersehn», sagt Bill, als die Krankenbahre hinausgerollt wird.

«Wer wird sich um ihn kümmern?» fragt Oscar, und dann, als ob er an seine eigene Mutter denkt, wendet er sich ab und fängt an zu schaukeln und mit dem Fuß auf den Boden zu stampfen. Es ist zu schmerzlich.

Es ist zu schmerzlich, denn Oscars Frage ist berechtigt. Charles wird zunächst ins Krankenhaus gebracht, doch als man dort nichts für ihn tun kann, wird er in ein Hospiz in der Innenstadt verlegt, um zu sterben. Er hat keine Familie, keine Freunde. Keine Mutter, kein Bruder, keine Tante taucht auf, um die besonderen Pflege- und Behandlungsleistungen zu zahlen oder eine Beerdigung zu organisieren. Sophie zündet im Büro eine Kerze für Charles an. Das ganze Team beteiligt sich an einer Geldsammlung, und wir spenden, soviel wir können. Die Patienten begreifen diese extreme Einsamkeit. Sie steuern ihre Pfennige bei.

Einige Tage, nachdem Charles ins Krankenhaus gebracht wurde, findet Sophie Robert schreiend an der Tür zu Charles' Zimmer. Dann bricht der Schrei abrupt ab. Alle Geräusche verstummen, und eine gespenstische Stille legt sich über die

Abteilung. Wenn ich Malkreiden mitbringe, rühren die Männer sie nicht an. Wenn ich Pizza vorschlage, grunzen und schaukeln sie und reden über Sheba. Oscar saugt wild verzweifelt an seiner Faust, kann nicht damit aufhören. Ich erreiche die Männer nicht mehr, sie mich auch nicht. «Wind, Wind in meinem Kopf», stöhnt Robert, «die Welt verschwindet, aufgefressen von Photonen. Meine Hand schwillt an und sie hat mich geschlagen. Schlag mich!»

Er blickt zu mir hoch, und ich komme nicht drum herum, mich zu fragen, ob er will, daß ich ihn schlage: ein scharfer Schlag, der ihn wieder in die Welt zurückholen würde. Das muß das Schlimmste an einer psychischen Krankheit sein; man erhascht einige kurze Blicke auf so etwas wie eine menschliche Verbundenheit, und dann schlägt die Psychose wieder mit einer solchen Wucht zu, daß die Lichter ausgehen und die Welt, die wir kennen, wie ein zerbrechlicher Globus aus Glas in Stücke bricht. Ich möchte nicht an solche Schrecken denken. Und es jagt mir Angst ein, dem rohen Schmerz dieser Leben so nahe zu sein.

Ich kann im Grunde nur hilflos zusehen, wie die Männer unzusammenhängendes Zeug reden und ihnen ihr Leben entgleitet, sie sich voneinander entfernen, jeder wieder in seiner eigenen Sphäre verschwindet. Ich weiß nicht, wie stark Charles' Auflösung mit der Auflösung der Gruppe zu tun hat. Ich weiß nicht, welche Gefühle diese Männer Charles gegenüber empfinden, ob sie überhaupt dazu fähig sind. Doch eines weiß ich mit Sicherheit: Hier sterben zwei Dinge, ein Mann und eine Gemeinschaft, deren Beziehungen zueinander zu zerbröckeln beginnen, kaum daß sie angefangen hatten zu wachsen.

Und ich weiß jetzt, daß ein Schizophrener in den besseren Augenblicken zu einer Art Beziehung fähig ist. Durch meine Arbeit mit der Gruppe habe ich gelernt, daß diese Patienten tiefe erotische Gefühle ihren imaginären Geliebten gegenüber empfinden können. Wenn die Behandlung so etwas fördert, können kumpelhafte Freundschaften entstehen, Nähe, die die Wahrnehmung des Selbst und der anderen einschließt und die Welt zu einem wärmeren Platz macht.

Aber nichts von all dem in diesen Tagen, die vom Sterben geprägt sind. Die Hitze hat sich für dieses Jahr verabschiedet. Draußen streicht mir die Luft kalt über die Haut, sie riecht nach Schnee. Nach der Arbeit gehe ich in den Supermarkt; er hat lange offen. Vieles tut mir weh. Die Früchte leuchten in ihren Behältern, aber es ist ein häßlicher Anblick, die scharlachroten Tomaten und das verletzte Violett der Auberginen, aufgedunsen im Gefrierschlaf. Auf Wiedersehn.

«Auf Wiedersehn» betiteln wir unser Gedicht, das wir in der Gruppe schreiben. Die Männer sagen einzelne Sätze, ich schreibe sie auf und helfe ein wenig mit der Anordnung. Ich bitte jeden, einige Zeilen beizutragen. Für ein paar Augenblicke treten sie aus ihrem Wahnsinn heraus und tun mir den Gefallen. Sie sagen über Charles:


Er aß Berge von Sardinen
Er schlief viel
Ich vermisse es, mit ihm am Tisch zu sitzen und
    Pizza zu essen
Er blieb für sich, aber
Er war ein Schlüssel im Loch dieses Hauses
Ich war persönlich sehr auf ihn angewiesen
Ich vermisse das, was er als erstes zu mir sagte
Er sagte: «Du kannst sehr gut Treppen putzen.»

Ich erinnere mich, daß ich ihn Okar nannte und
    er mich Doink. Er rief «Hey, Doink!»
Und er bewegte sich langsam
Ich vermisse ihn, weil ich einen Freund verliere

Ich denke nur allein an ihn
Mit keinem zusammen
Hat er irgendwelche Verwandte? Eine Familie?
Oder waren wir hier
Alles?

Nicht mehr. Sonst kein Wort. Keine Lieder, keine Geschenke. Es fängt an zu schneien, der Schnee fällt aus dem trockenen Himmel wie Knochensplitter. Ich erwische mich oft, wie ich an Charles in seinem Hospizbett denke, an seinen vergilbten Schädel und sein schütteres Haar. Und dann denke ich daran, wer er einst war, dieser silberne Hai mit dem flachen beweglichen Kopf und dem geschmeidig muskulösen Körper.

Eines Tages, eine Woche, bevor Charles stirbt, bringe ich einen Gummiball mit in die Gruppe. «Also», sage ich. «Stehen Sie auf, stellen Sie sich im Kreis auf.»

«Nur wenn Robert mitmacht», brummt Lenny.

«Robert kann mitmachen», sage ich und schaue zu Robert hinüber, der sich krampfhaft die Ohren zuhält. «Nehmen Sie die Hände von den Ohren, Robert», rufe ich, «kommen Sie her zu uns.»

Wir bilden einen Kreis, sogar Moxi macht mit.

«Wer den Ball hat», erkläre ich, «kann ihn keinem anderen zuwerfen, ohne ihn vorher etwas zu fragen. Und wer den Ball zugeworfen bekommt, muß die Frage beantworten und darf den Ball erst weitergeben, wenn er eine weitere Frage stellt. Wir werden so unsere Freundschaft untereinander wieder anfangen lassen und uns wieder besser kennenlernen.»

Die Männer starren mich an, ausdruckslos. Ich werfe Joseph den Ball zu: «Joseph, wovor haben Sie am meisten Angst?»

Joseph fängt den Ball. «Chips», sagt er, «Chips, die mir die

CIA ins Hirn gepflanzt hat.» Er wirft den Ball Oscar zu. «Oscar», sagt er, «bist du –?», aber dann bricht er in panisches Kichern aus und kann seine Frage nicht beenden. Oscar macht sich nicht einmal die Mühe, den Ball zu fangen, der von seiner speckigen Brust springt und in die Mitte des Kreises trudelt.

«Okay», sage ich mit gespieltem Enthusiasmus. «Fangen wir noch mal an!» Ich trotte in den Kreis, hebe den Ball auf. Aber ich komme mir lächerlich vor.

Ich prelle den Ball auf den Boden und denke nach. «Robert», sage ich und werfe ihn noch mal. «Wen mögen Sie am meisten?» Robert fängt den Ball auf, wiegt ihn hin und her und gibt ihn nicht mehr ab. «Werfen Sie den Ball, Robert», sage ich. «Machen Sie weiter.» Er wirft den Ball zwar, aber so über den Kopf nach hinten, daß er aus dem Kreis herausfliegt und wir übrigen uns ansehen, ins Nichts schauen.

Ich seufze. «Es ist für jeden hart», sage ich schließlich. «Vielleicht sind Sie alle zu durcheinander wegen Charles.»

«Nöö», sagt Oscar. Er sinkt in seine übliche Position auf dem Boden zurück. «Wir sind nicht wegen Charles durcheinander. Wir sind wie Charles. Keiner von uns kann sterben, weil wir bereits tot sind.»

Und danach lassen sich alle aus dem Kreis auf den Boden fallen. Nur Moxi steht noch.

Moxis Augen wandern ruckartig durch den Raum, hin und her über die gefallenen Körper. Sein kleiner bürstenartiger Schnurrbart zittert. «Nein», sagt er. Es ist vielleicht das erste Wort, das er je in der Gruppe gesagt hat. «Nein!» sagt er noch einmal. «Nicht wahr! Nicht wahr!» Sein Englisch hat einen breiten vietnamesischen Akzent. «Nein nein nein», singt er. «Ich komme hier den ganzen Weg von Vietnam. Ich habe Familie. Familie!»

«Wer gehört zu Ihrer Familie?» frage ich und denke an Moxis Krankenakte, in der steht, daß sein Vater und drei

Schwestern während des Krieges in ihrem Dorf bei einem Bombenangriff ums Leben kamen.

«Hier!» sagt er. Seine Augen wandern noch immer durch den Raum, heften sich auf mich und danach auf die anderen am Boden liegenden Männer. «Hier, hier. In Amerika! Meine Familie ist hier, in diesem Raum. Jetzt!» schreit er. «Hier!»

Und dann explodiert Moxi. Er bricht aus seiner abgetrennten Welt heraus. Ich weiß nicht, weshalb Moxi damals ein Messer an seinen Penis gesetzt hat, aber vielleicht hatte es genausoviel mit der Stimme der Jungfrau Maria zu tun, die er in seinem Kopf hörte, wie mit dem Drang, die dicke Haut des Wahnsinns und der Männlichkeit wegzuschneiden, die jegliche Leichtigkeit im Zusammensein verhindert.

Und Moxi platzt aus sich heraus. Er knöpft sich die Hose auf und schüttelt sie von den Hüften. Sie fällt zu Boden, und es kommt der eine verschrumpelte Hoden hervor, wie eine Kastanie an einem winterlichen Baum. Moxi bedeckt seinen Penis mit der Hand.

«O Mann», sagt Lenny und rollt sich auf dem Boden herum. «Das ist eindeutig keine Fotze.»

«Nein», sage ich, und in meinem Kopf dreht sich alles vor Schreck (ein Patient, der sich in einer Gruppensitzung auszieht? Wie gehe ich damit um? Soll ich es abbrechen? Aber wie?). «Nein», wiederhole ich, und plötzlich singt etwas in meiner Stimme. Alle Männer schauen hoch, setzen sich auf, schütteln den Schnee eines langen Schlafs ab. Ich kann fast sehen, wie ihnen der weiße Staub von den Schultern fällt. «Nein, es ist keine Fotze», sage ich. «Es ist Moxi.»

«Ich hab viele Verletzungen», sagt Moxi. «Ich mache sie mir, wenn die Busse in falscher Richtung die Straßen hochfahren oder das heilige Licht spricht. Ich», sagt er und stockt, Traurigkeit in der Stimme, «ich mache sie mir, weil ich muß.»

Dann geht Moxi auf Oscar zu und zeigt auf einen vernarbten Striemen an seinem Schenkel. Er hat die Gestalt eines aufgehenden Mondes, eine blaßrosa Erhöhung auf dem Fleisch. «Faß an», befiehlt Moxi, aber bevor Oscar es tun kann, schnellt er herum und schaut Robert an. «Faß an», sagt er noch einmal.

Robert streckt die Hand hoch, um die Narbe zu berühren. Sein Finger bleibt auf dem Halbmond liegen. Moxis Penis zittert und richtet sich auf. «Ja», sagt Moxi und tritt einen Schritt zurück. «Ja.»

«Faß an», sagt er, wankt hinüber zu Lenny und zeigt auf etwas an seinem Knie, was wie eine Brandwunde aussieht, die er sich selbst zugefügt hat. Lenny hebt einen langen, eleganten schwarzen Finger und setzt ihn, wie ein Pianist, der auf eine Taste drückt, leicht auf der Wunde auf. Ich schwöre, daß ich einen Ton höre.

Ein tiefes Schweigen füllt jetzt den Raum. Draußen wird der Winterhimmel immer dunkler, und eine dünne Mondsichel schneidet sich in den Himmel hinauf. Während wir Moxis Wunden berühren, findet die Gruppe wieder zurück ins Leben, steht auf, aus den roten Wunden, dem Feuer im Fleisch. Und irgendwo auf der anderen Seite der Stadt erhebt sich auch Charles mit seinen Blüten am Körper, und wenn ich aus dem Fenster des Gruppenraums schaue, sehe ich dort einen Schatten, einen Hai, der die Straße herauf auf mich zuschwimmt, und dann einen traurigen Mann mit silbernen Haaren, der gegen die Scheibe klopft. Klopf klopf. *Laßt mich herein, laßt mich herein.* Die Toten fangen an zu sprechen.

Und der kleine halbnackte Mann beginnt zu tanzen. Die übrigen Männer scharen sich um ihn, machen mit. Sie summen und klatschen rhythmisch im Takt, und alle nehmen wir teil, an einem heiligen Strip, der vom Tod handelt und vom Leben, und von den Verbindungen zwischen den Körpern –

meine Finger, deine Zehen, meine Verletzung, deine Tränen. Moxi beugt sich nach vorne. Er rollt seinen Hemdsärmel auf und zeigt uns schmachtend die weiteren verbrannten Stellen auf seiner Haut. «Hier», sagt er. «Und hier auch.» Er demonstriert uns das alles sehr präzise, besteht darauf, daß wir seine Verletzungen sehen, besteht darauf, daß wir, ja, *ihn* sehen, und es baut sich eine Art Liebe um seinen entblößten Körper auf.

Noch immer nackt kniet sich Moxi hin und fängt an, eine weibliche Figur zu zeichnen.

«Wer ist das?» flüstert Robert.

«Sie ist eine Lady», antwortet Moxi. «Eine Lady aus Vietnam, die ich heiraten möchte, die aber schon verheiratet ist.»

Nun rennt er durch den Raum, rollt seine Hemdsärmel runter, zieht seine Hosen wieder an, und es sieht so aus, als ob er gleich weinen würde. Und dann weint er, steht in der Mitte des Raums. Er legt seine Hand auf sein Herz und fängt an, auf vietnamesisch zu singen. Seine Stimme und das Lied klingen wie aus alter Zeit, traurig, jedes Wort umschließt ein Weinen.

«Moxi, das war wunderschön», sage ich. «Was sagt das Lied?»

«Ich liebe eine Lady, die mich nicht liebt; ich bin verloren, oh, so verloren. Das sagt das Lied.» Und dann singt er es noch einmal lauter, und seine schöne Stimme zittert.

«Sie sind sehr einsam, Moxi, stimmt's», sage ich.

«Ja, und ich bin traurig, daß Oscar mir nie die Hand gibt.»

Oscar, der an der Wand lehnt und seine Hände über seinem aufgeblähten Bauch gefaltet hat, öffnet eines seiner Augen so langsam wie eine Eidechse in der Sonne. «Was?» sagt er.

«Du hast keine Lust, mir die Hand zu geben», wiederholt Moxi, inzwischen aufgeregt.

«Mir ist einfach nicht immer danach, Moxi», sagt Oscar. «Manchmal bin ich zu müde.»

«Aber Sie möchten, daß Oscar Ihnen die Hand gibt, Moxi», sage ich.

«Jeder mir die Hand geben», sagt Moxi.

«Können wir Moxi die Hand geben?» frage ich die Gruppe.

«Yeah», sagt Lenny. «Und dann gehen wir ins Bordell.»

«Okay», sage ich zu Moxi. «Fangen Sie an. Wir wollen Ihnen die Hand geben.»

Moxi hüpft durch den Raum, gewandt, voll Hoffnung. Er plustert sich auf, verbeugt sich. Voller Stolz schüttelt er allen Männern die Hand. «Willkommen in meinem Land», sagt er zu jedem, dessen Hand er in die seine nimmt. «Willkommen in meinem Land.»

«Willkommen», erwidert jeder von uns.

Welches Land meint er? überlege ich mir. Das alles ist natürlich ein wenig verrückt, aber es paßt. Ich denke an den leeren Schädel, den Oscar einmal gezeichnet hat, und wie wir in dieser Gruppe versuchen, die knochigen Schädel zu durchstoßen und dahin zu gelangen, wo unsere voneinander getrennten Gehirne sitzen. Und, Dr. Maslow, ich glaube, es spielt keine Rolle, wie krank oder wie erschöpft wir sind, wir hören nie damit auf, uns nach dieser Nähe zu sehnen. Wir verlieren die Sprache nie völlig. Sheba ist im Himmel. Sie läßt ihre roten Gewänder flattern und hüllt einen traurigen Jungen darin ein. Charles ist gerade in diesem Augenblick in einem Land unterwegs, das zu erreichen wir nie aufgeben werden. Ein Raumschiff schwimmt aus einer Dunkelheit heraus, und Moxi geleitet uns an Bord. Wir fliegen höher und höher, am Sirius und am Jupiter vorbei, vorbei an einem tanzenden Hund und dem alten Laufstall eines Kindes, vorbei an einem bekleckerten Kinderlätzchen und einem gestreiften Gummiball, bis wir schließlich auf einem Planeten landen, wo Roberts Früchte auf allen Bäumen wachsen, wo Kometen in geheimnisvollen Gärten über den Pflanzen auflodern, die ihre vorsichtigen und graziösen Blätter entfalten.

In dieser Gruppe hier pflücken die Männer die Früchte einer fremden Welt. Sie füllen ihre Körbe mit Funken und Blüten, und später, wenn die Erde sie wieder hat, werden sie sie verschenken, an dich und dich, und an mich. Willkommen in meinem Land.

**Striptease** Eine Persönlichkeitsstörung ist eine der beunruhigenderen Diagnosen, die Psychiater einem Menschen stellen können, der von seinem Leiden erlöst werden möchte. Anders als eine Neurose, die als ein Bündel behandelbarer Symptome gesehen wird, oder auch anders als eine Psychose, von der als immer wahrscheinlicher gilt, daß sie das Resultat eines schießwütigen Gehirns ist, das letztlich nur nach Medikamenten lechzt, wird ein Individuum mit einer Persönlichkeitsstörung als nahezu hoffnungsloser Fall eingestuft, weder von Medikamenten noch vom heilenden Dialog zu erreichen. Ein Mann oder eine Frau mit einer solchen Diagnose ist eine geschlagene Kreatur, eine Gazelle mit einem Kuheuter, ein Stinktier mit Flossen. Was kann man mit diesem Mischmasch anfangen, außer die verwirrten Schreie dieses Menschen zu besänftigen?

Ich hatte seit einigen Monaten in der Abteilung für chronisch Schizophrene gearbeitet und wollte fünfzehn Therapiestunden in der Woche zusätzlich in der Tagesklinik übernehmen, die am hinteren Ende des Gebäudes lag, mit Sicht auf ein kleines Rasenoval, begrenzt von einem verschlungenen schmiedeeisernen Zaun. Peter kam im Spätherbst durch diesen Zaun und trat durch die Eingangstüren der Klinik. Es wurde bei der Aufnahme eine dyssoziale Persönlichkeitsstörung diagnostiziert – kurz gesagt: er war ein Soziopath, sozusagen ein «Abartiger» –, und er wurde an mich überwiesen. Ich sollte eine Zeitlang mit ihm arbeiten, wie lange, wurde nicht festgesetzt. Als ich ihn das erste Mal traf, sah er fast lächerlich «tough» aus, wie er da mit einer ärmellosen Lederweste in der Empfangshalle der Klinik saß, das Haar zu einem

Pferdeschwanz zurückgezurrt, eine Zigarette zwischen den Lippen. Tätowierungen schlängelten sich über seine Arme und blühten auf seiner nackten Brust. In seiner Gegenwart fühlte ich mich sofort unsicher. Vielleicht durchlebte ich einen Rückfall in meine Highschool-Tage. Damals wünschte ich mir nichts sehnlicher, als von den Jungen, die cool, durchtrieben und beliebt waren, anerkannt zu werden, diesen Typen, die verkniffen die Welt beäugten und den Lehrern mit ihren Winstons im Gesicht rumfuchtelten. Umgeben von einer solchen Gruppe, fühlte ich mich unweigerlich dick und untersetzt und spürte den Staub des jüdischen Stetls, aus dem meine Vorfahren kamen, noch auf meiner Haut. An dem Tag, an dem ich Peter kennenlernte, trug ich, was ich immer zur Arbeit anhabe. Ein Kleid, flache Schuhe; meine Beine waren nicht sorgfältig rasiert, und vielleicht drückte sich mein Slip unter dem Stoff ab.

Als Therapeutin sollte ich meiner Meinung nach über den lächerlichen gesellschaftlichen Konventionen stehen oder mich zumindest nicht schämen, wenn ich sie breche. Jedenfalls sollte ich meine körperlichen Unsicherheiten soweit im Griff haben, daß ich meine volle Aufmerksamkeit dem Patienten widmen kann – aber dem ist nicht so. Gegenüber Peter war das nie so, und das Gefühl der Scham, das er bis heute in mir weckt, ist Teil unserer gemeinsamen Behandlungsgeschichte.

Mein damaliges Behandlungszimmer hatte keine Fenster und war so klein, daß unsere Knie sich fast berührten. Ich war soweit, meine üblichen Fragen zu stellen. Gerade im Umgang mit einem Klienten wie Peter, der ein uraltes Unbehagen in mir aufsteigen läßt, sind diese Fragen wie Rettungsinseln, an die ich mich klammern kann, wie Rettungsringe, die ich mir selbst zuwerfe.

«Alter?» fragte ich.

Statt mir zu antworten, stieß Peter einen dramatischen

Seufzer aus. «Wow!» sagte er. «Hab ich auf diesen Tag gewartet. Ich war schon bei sechs von eurer Sorte, und bis jetzt hat es bei keinem funktioniert. Ich brauch 'nen Doc, der mich wirklich antreibt. Ich brauch eine Herausforderung.»

Vor meinem inneren Auge sah ich einen Boxring, zwei muskulöse Männer in ihren Ecken, die ledernen Boxhandschuhe angriffsbereit.

«Herausforderung?» fragte ich. Was für eine?»

«Ich hab meine Probleme», sagte Peter, «und ich steh dazu. Die anderen sechs, zu denen ich ging, saßen nur einfach da und haben mich angestarrt. Ich will jemand, von dem ich ein Feedback bekomme, der mich die Dinge komplett neu sehen läßt.»

«Und was sind das für Probleme?»

Peter lehnte sich zurück, strich sich mit der Hand über das große Tattoo, eine indianische Prinzessin, auf seinem Oberarm. «Masturbation», sagte er bedeutungsvoll. «Ich kann nicht damit aufhören.»

«Sie können nicht –»

«Nee! Sieben-, acht-, neunmal am Tag. Ich habe einen sehr starken Trieb.» Er schüttelte verwundert den Kopf. Er wirkte stolz, wie ein kleiner Junge, der seine Spielzeugtruhe öffnet, um mir seinen großartigen Siebenmaster zu zeigen. Dann zog er eine Liste aus seiner Tasche und begann vorzulesen. «Masturbation, Pornographie, Aggression, Abwehrhaltung, Stolz, Kontrollbedürfnis. Soviel zu meinen Charakterfehlern. Nehmen Sie nur die Pornographie: Ich liebe Pornos, und, ganz ehrlich, ich mach es lieber mit einem Video als mit Joanne, das ist meine Freundin. Wir haben dauernd Ärger», sagte Peter. «Ich hab diese Wut», er stockte, «so, daß ich sie umbringen könnte. Ich hab schon ein paar Leute umgebracht, ich bin durchaus dazu fähig.» Peter starrte mich unverwandt an, als er das sagte, er testete meine Reaktion.

«Warum glauben Sie, daß Sie Pornos Menschen vorziehen?» sagte ich und hielt meine Stimme unter Kontrolle, obwohl ich plötzlich das Bedürfnis hatte zu fliehen.

«Verstehen Sie mich nicht falsch», sagte Peter. «Ich mag Joanne. Sie ist total geil. Aber ehrlich, ein Foto ist nicht so anstrengend. Man muß nicht reden, nichts vorspielen, man muß niemand gefallen. Einfach ein Körper, und es sagt nicht mal was.»

Ich dachte, daß auch ich «ein Körper» war, und meine Brüste unter meinem Kleid begannen vor Scham zu brennen.

Den Rest der Sitzung verbrachte ich damit, biographisches Hintergrundmaterial zu erfragen. Peter war zweiunddreißig, hatte sieben Jahre auf der Straße gelebt – Drogen, Messerstechereien und Diebstahl. Während dieser Jahre schlief er unter Feuertreppen und ging im Gefängnis ein und aus, wo die Betten wärmer waren und das Dope billiger. Seit fünf Jahren war er clean, eine wirklich bemerkenswerte Leistung, die er auf seine Spiritualität zurückführte, eine wilde Mischung aus Mystizismus und Heavy Metal. In seinem Apartment im Ostteil Bostons, wo er mit Joanne lebte, standen zwei besondere Regale nebeneinander. In einem bewahrte er Weihrauch, seine Tarotkarten und seine Bücher über das Handlesen auf, im anderen seine Sammlung sadomasochistischer Videos und Magazine. Eigenartigerweise war dieses zweite Regal mit Schrankpapier beklebt, das ein Blumenmuster trug – die Hinterlassenschaft eines früheren Mieters.

Sie beruhigten ihn, diese Videos. Denn seine Tage waren nicht einfach. Joanne war, wie er sagte, eine schöne Frau, aber sie war auch unberechenbar und mit sich selbst beschäftigt, für ihn wie eine Serie seismischer Zyklen, die er nicht kontrollieren konnte. «Eine moderne Frau», sagte er und schüttelte den Kopf. Er erzählte mir, er sei von der alten Schule, er erwarte von seinem Mädchen, daß sie koche und putze, sein Essen jeden Abend Punkt sechs auf dem Tisch habe, er erwarte picobello abgestaubte Zimmer und Sex, bei dem ihr Stöhnen seine Orgasmen begleite. Wenn Joanne das nicht brachte, wenn sie ihn auch nur auf einem dieser Gebiete enttäuschte, wurde er wütend, es packte ihn ein so weißglühender Zorn, daß er sie an die Wand warf, sie ins Gesicht schlug. Der nackte und irrationale Haß, den er fühlte, war so gewaltig, daß er sich in sein Zimmer zurückziehen und seine Videos anschauen mußte. Denn sie beruhigten ihn, diese Bilder von weiblichem Fleisch, in das man hineinschnitt, weiblichem Fleisch, über das man die Kontrolle hatte, über dem sich ein Mann voller Stolz auf- und niederpumpte.

Und sogar beim Aufschreiben dieser Worte kann ich Peters Wut spüren, seine gefräßige Lust zu kontrollieren. Er ist sehr real für mich, dieser Haß auf alles Weibliche. In unseren ersten Sitzungen versuchte ich, seine Ursprünge aufzudecken. Da ist zum Beispiel Peters Vater, ein Maurer, der schon vor zehn Jahren gestorben ist. Er ging um sechs Uhr morgens zur Arbeit und kam jeden Abend nach acht wieder heim. Sein Gesicht ähnelte dem Material, mit dem er arbeitete, Züge, die auf ein hervorspringendes Kinn zuliefen, in das ein Grübchen seine Kerbe schlug. Er wäre ein gutaussehender Mann gewesen, wenn sein Gesichtsausdruck nicht so hart und seine Fahne nicht so stark gewesen wäre. Wenn sein Vater betrunken war, stellte Peter sich vor, daß sein Atem die Farbe des Alkohols annahm, den er getrunken hatte, und so war er gelb in den Whiskynächten und neongrün, wenn er Midori getrunken hatte.

Sein Vater schlug ihn, aber die Prügel waren nicht so schlimm wie die Demütigungen, die damit einhergingen. Er erinnert sich an den Riemen, an die Hände, die wie Äxte waren. Doch liegt für mich die Intensität seiner Geschichte in einem Bild: ein kleiner Junge, weiß wie ein Laken, gegen einen Kühlschrank gedrückt, der Mann, der sich gegen ihn preßt und auf ihn einschreit. Peter konnte das Geschlecht seines Vaters, hart und heiß, genau an dem geheimen Platz zwischen seinen Schenkeln spüren. Er fing an zu glauben, daß dort etwas Unaussprechliches war, eine ungeheuerliche, weit offene Stelle. Eines Tages, als er draußen spielte, überkam ihn eine schreckliche Fantasie. Peter war inzwischen zwölf Jahre alt. Er stellte sich seinen Körper als den eines Mädchens vor, schaufelte dunklen Dreck aus dem Garten und machte sich damit auf seinem flachen Oberkörper Brüste. Dann ging er weiter und schnitt in seinen eigenen Körper; er sah sich, wie er seinen Penis abriß, wie er sich den Mund vom Gesicht schälte und ihn vorsichtig zwischen seine Beine plazierte, wie er die Zunge herauszerrte, so daß die rote Spitze über die Lippen strich. Er spürte, daß sein Vater ihm ganz nahe war, vielleicht direkt hinter ihm stand, wie er zuschaute und wie es ihn erregte. Peter empfand Ekel und Angst. Schweiß brach auf seiner Stirn aus. Wenig später lernte er zu kämpfen, fing mit Gewichtheben an, rannte weg von der Weichheit, dieser Voraussetzung für alle Vergewaltigungen.

Der Anfang war schwer für mich, da Peter mich verletzte. Ich sah seine Obsession mit Pornographie als Ablenkung von seinen Ängsten. Um seine Furcht, die Erinnerung an die eigene Hilflosigkeit, nicht zu spüren, versuchte er, Frauen zu kontrollieren. Er wollte das weibliche Geschlecht, und so auch mich, auf die Größe einer winzigen Teetasse reduzieren, die er an seine plötzlich machtvollen Lippen führen und daran nippen konnte. Dazu muß man wissen, daß ich eine Frau bin, die viel Zeit darauf verwendet hat, Männern zu gefallen. Ich bin eine Frau, die als junges Mädchen hungerte oder alles wieder von sich gab, um dem ätherischen Ideal zu entsprechen, das ein bestimmter Mann damals gleichzeitig besitzen und abschütteln wollte. Ich erinnere mich, wie ich roch, als ich halb am Verhungern war: ein schwacher, trockener Geruch, wie verdorrtes Gras, meine Arme und Beine mit Haaren bedeckt. Wegen dieser Erinnerungen war es mir unmöglich,

Peter sympathisch zu finden, aber sehr tief in mir wußte ich, was er durchmachte. Denn immerhin, hatte ich nicht damals versucht, die gleichen Ziele zu erreichen wie er? Hatte ich nicht auch versucht, die zufälligen Aspekte von Weiblichkeit, die rund-weichen Formen des Körpers unter Kontrolle zu bekommen, die schwache Seite meines Selbst zum Verschwinden zu bringen, die weh tut, blutet und einen nährt? In gewissem Sinn waren wir beide Mörder, und beide schrien wir unter der Last unserer Verbrechen.

Während der ersten Wochen der Therapie meldete sich die alte Scham über meinen Körper so unmißverständlich wie schon lange nicht mehr. Peter sagte zwar, daß er Hilfe suche, um seine pornographischen Obsessionen in den Griff zu bekommen (manchmal mußte er fünf bis sechs Filme pro Nacht anschauen), wollte seine Wutanfälle verstehen und entschärfen lernen, aber er benutzte die Sitzungen, um sich über Joannes neuestes Fehlverhalten auszulassen, und von da war es kein weiter Weg zu den Lobeshymnen auf die «perfekte Möse», ihre Größe und ihren Geruch. An den Tagen, an denen ich Peter gesehen hatte, ging ich abends heim und spürte meinen Körper schwerer als je zuvor. Oft wollte ich weinen. Es war in dieser Zeit, daß ich bemerkte, wie mir kleine schwarze Haare um die Brustwarzen herum wuchsen. Einerseits wollte ich sie auszupfen. Andererseits wollte ich sie wachsen lassen, so üppig wie das Unkraut, das in den Sümpfen hochschießt.

Ich verordnete Peter, irgendwie zu lernen, daß Weichheit nicht automatisch bedeutet, mißbraucht oder umgebracht zu werden. Und daß Weichheit nicht nur die Voraussetzung für eine Vergewaltigung ist, sondern auch Erde sich weich anfühlt, und Bettlaken und die dünne, fast schmelzende Haut, die den Penis umhüllt. Um das zu erreichen, mußte er meiner Meinung nach seine Verletzungen und Schwächen kennenlernen und die Erfahrung machen, daß er sie hier, in Sicherheit, zulassen konnte, ohne sich den Demütigungen auszusetzen, die er so fürchtete. Er mußte erfahren, daß nur so die reichere Menschlichkeit möglich wurde, von der er andauernd redete. Natürlich wollte er von all dem nichts wissen. Er kam in die Therapie und erzählte mir, daß er sich nach Veränderung verzehre, aber was er tat, bewies, daß er in seiner Abwehr verharrte. Daß er nicht mit einer Knarre in den Sitzungen auftauchte, war schon ein Wunder. Er schrie, er fluchte, er fuchtelte mit seinen verbalen Waffen um sich; sein Hals war fast schön, so ausdrucksvoll war er – sein Adamsapfel zuckte wie der Abzug eines Gewehrs.

Als wir das ungefähr zwei Monate lang durchgestanden hatten, erzählte er mir eine Geschichte, die mich fast überrollte.

Als er klein war, lebte er mit seinen Eltern in der Nähe seines Mitschülers Teddy Swayez, zwischen den Häusern lag ein Waldstück. Peter war neun Jahre alt, und eines Tages versprach ihm Teddy, daß er seinen neuen roten Tonka-Laster benutzen dürfe, wenn er rüberkommen und mit ihm spielen würde.

Als Peter aber dort ankam, hielt Teddy sein angebotenes Versprechen nicht ein. Nee, den Laster wollte er nicht mit Peter teilen. Peter hatte einen langen Weg hinter sich, war über Baumwurzeln gestolpert, hatte sich Hoffnungen gemacht, und alles nur, um schließlich reingelegt zu werden.

Als Peter den kleinen Swayez beobachtete, wie der ihn völlig ignorierte und den Laster auf einem Dreckhaufen rauf- und runterfahren ließ, wie sich die Reifen eine schmale Spur durch den Sand bahnten, hatte er ein eigenartiges Gefühl im Magen und zwischen den Beinen.

Also ging Peter nach Hause, besorgte sich das Messer seines Vaters und ein paar Meter Seil aus dem Keller und baute einen Galgen im Wald. Für das Gerüst benutzte er Zweige.

«Wenn du das Coolste sehen willst, was du je gesehen hast», sagte Peter zu Teddy, «mußt du rüberkommen.»

Und als sie dann davorstanden, sagte Peter: «Schau da rauf.» Er stand da gegen den Himmel, und die Schlinge glänzte hell in der Sonne.

«Steig rauf», sagte Peter und half mit dem Messer seines Vaters nach. Er erinnert sich, daß dieser Moment sehr schön, klar und deutlich war, Schatten so kühl wie Leichen auf dem Boden, ein Kokon in der aufgeplatzten Rinde eines Baums, er erinnert sich an den Rotz, der Teddys wulstige Lippen überzog. Er setzte die Klinge auf die weiche Haut des Jungen und hatte plötzlich das unangenehme Bild seiner Mutter vor sich, wie sie in ihrer Schürze morgens in der Küche stand und in ein Stück weiche Butter schnitt.

Teddy stand dort oben. Peter sorgte dafür, daß der Kopf an der richtigen Stelle war, kickte die Zweige weg, so daß der Junge von einem Augenblick auf den anderen in der Luft pendelte, den Hals in der Schlinge ...

Ich beugte mich in meinem Sitz nach vorne. Ich hatte das Gefühl, mich übergeben zu müssen. «Mein Gott», sagte ich, «und was ist passiert?»

Peter schnaubte und sog geräuschvoll Schleim den Hals hinunter. «Das Seil ist gerissen», sagte er. «Ich wußte, daß es reißen würde. Es war sowieso schon ausgefranst wie nichts. Ich wollte ihm nur Angst einjagen, mich kriegt man nicht. *Mich kann man nicht kriegen*, kapieren Sie, was ich meine?»

Ich sagte nichts.

«Kapieren Sie, was ich meine?» schrie er und ruckte aufgeregt mit dem Kopf hin und her.

«Ja, ja, ich begreife, was Sie meinen», sagte ich schnell. «Es ist schrecklich für Sie, irgendeine Form von Demütigung oder Hilflosigkeit zu ertragen. Die einzige Art und Weise, wie Sie damit umgehen können, ist, den anderen noch übler reinzulegen.»

«Ich weiß nicht, was ich sonst machen soll», sagte Peter zustimmend. «Wenn ich es nicht mache, fühle ich mich wie ein Fußabtreter.» Er nahm einen ärgerlichen Zug von seiner Zigarette und drückte sie dann in dem von all den Kippen, die Peter in ihm versenkt hatte, überquellenden Aschenbecher aus.

«Aber denken Sie denn, daß jeder Mensch auf dieser Welt Sie wie einen Fußabtreter behandeln will? Wollte Teddy Swayez Sie wirklich demütigen, oder war er nicht vielleicht einfach nur egoistisch, als Sie damals dort ankamen? Was ich sagen will, glauben Sie denn wirklich, daß die gesamte Menschheit nur auf die Chance wartet, Peter übers Ohr zu hauen, Peter zu mißbrauchen?»

«Aber ganz bestimmt», sagte Peter. «Ich weiß das.»

«Mein Gott, es muß anstrengend sein, immer so zu denken. Sie müssen dauernd auf der Hut sein. Haben Sie je vor einem anderen Menschen geweint oder gezeigt, daß Sie Angst hatten oder wütend waren?»

Peter sagte nichts. Einen Augenblick lang hatte ich den Eindruck, daß er traurig aussah. Ich spürte das Bedürfnis, meine Hand auszustrecken, ihn bei den verspannten Schultern zu fassen und so lange zu schütteln, bis sich seine Muskeln weich und nachgiebig anfühlten und die eingerosteten Glieder und Gelenke seines Körpers gelockert wären.

Ein langes Schweigen breitete sich zwischen uns aus; das Band war zerrissen, nur noch Rauschen zwischen uns.

«Peter», sagte ich in einem erneuten Versuch, «als Kind war es gefährlich, etwas anderes als gewalttätige Rachegefühle zuzulassen, denn Ihr Vater hat Sie wirklich mißbraucht. Aber machen Sie deshalb jetzt die ganze Welt zu Ihrem Vater? Was würde geschehen, wenn Sie mir jetzt, hier, zeigen würden, was Sie damals fühlten. Versuchen Sie es.»

Schweigen.

«Was ist los, Peter. Ich habe nicht das Gefühl, daß Sie

kleiner werden, wenn Sie sich selbst zeigen, Sie werden eher ein ganzes Stück ‹größer›, wenn Sie sich erlauben, mehr zu fühlen.»

«Ach, wirklich?» sagte Peter. Seine Stimme hatte einen sarkastischen Unterton, klang aber auch neugierig.

«Warum fühlen Sie sich unsicher, wenn Sie in diesem Raum andere Gefühle als Ihre Abwehr oder Gewalt empfinden? Glauben Sie, daß ich das ausnutzen würde?»

Er lächelte. Es war mir sofort klar, daß ich einen großen Fehler gemacht hatte, indem ich ihm die Gelegenheit einräumte, unser Gespräch zu sexualisieren.

«*Sie mich* ausnutzen? Sollte das normalerweise nicht umgekehrt sein?» Er lehnte sich in seinem Stuhl zurück, zündete sich eine weitere Zigarette an. Ich sah, wie der Rauch sich aus seinem Mund schlängelte, spürte, wie er mich in eine blaue Gazewolke einhüllte und mit seiner Geschmeidigkeit wie ein durchsichtiges Kleid bedeckte.

Aus Mißtrauen entsteht so viel seelischer Schmerz, so viele psychische Störungen. Ich meine hier nicht den Verdacht, den wir manchmal gegeneinander hegen, das noch ferne, sich einschleichende Gefühl, daß uns der Mensch, den wir lieben, vielleicht betrügt, daß unser bester Freund hinter unserem Rücken schlecht über uns spricht. Ich rede von der Überzeugung, daß Verrat das gesamte Universum überrollt, in jedem einzelnen Atom vorhanden und in den Lauf der Welt so verwoben ist, daß jeder Schritt Verrat bedeutet, daß unter jedem Stück fruchtbaren Bodens eine Mine liegt.

Peter hielt die Menschen um sich herum für giftige Geschosse, die jederzeit losgehen konnten. Seine aggressiv taxierende Haltung zur Welt ist zweifellos ein männliches Phänomen. Meine Eßstörungen, der zwanghafte Wunsch, dünn dünn dünn zu sein, in perfekt tödlicher Balance, ist ein typisch weibliches Phänomen. Aber die Themen, die wir teilen, dürfen nicht unerkannt bleiben, wenn die Geschlechter jemals lernen sollen, echtes Mitgefühl füreinander zu empfinden. Peter und ich waren beide Opfer der Angst vor dem Weiblichen, die unsere Kultur prägt. Wir waren unfähig, unsere erprobten Waffen niederzulegen und die Beine dem Leben zu öffnen, denn wir hatten gelernt, daß man in dieser Haltung beschämt ist, und nicht gestärkt und belebt. Wir wußten nicht, wie wir jemandem, den wir nicht beherrschen konnten, vertrauen sollten. Im Laufe der Behandlung von Peter setzten mit beängstigender Klarheit Erinnerungen an die vielen Jahre meines selbstzerstörerischen Schlankheitsfanatismus ein: Wie ich mich dazu zwang, in der stechenden Sommersonne zehn Kilometer zu laufen; wie ich die sechzig Stockwerke im Apartmenthaus meines Vaters hinaufstieg, wie meine Schritte ihr Echo gegen die feuchtkalten Betonwände warfen. Ich glaubte, daß mein Körper mein Feind sei, Zelle für Zelle, wenn ihm nicht durch körperliches Training und strikte Überwachung die Möglichkeit entzogen würde, emsig eine Schicht ekelhaften Fetts auf die andere zu häufen.

Eine Kultur, die uns angst macht vor dem Fetten, dem Schlaffen, dem Weichen, dem süß Saftigen, bringt uns um. Und eine Frau, die eine Anorexie hinter sich hat, ist nicht nur besonders gut in der Lage, diese Wahrheiten auszusprechen, sondern ironischerweise auch besonders gut dafür geeignet, einen Mann zu therapieren, der Frauen haßt. Besser als andere versteht sie den Drang, zu peitschen und zu beherrschen, die weibliche Form zu disziplinieren oder zum Verschwinden zu bringen. Ich kenne das. Ich habe meinen Körper zu einem ausgebleichten Knochen, zu einer blassen Klinge reduziert. Wie jeder richtige Mann habe ich über Jahre mit meiner Faust und nicht mit meinem Fleisch gelebt. Ich war so hungrig, aber ich konnte die Weichheit einer Kapitulation nicht riskieren. Ich träumte davon, meine Deckung aufzugeben, an einem Tisch zu sitzen, an dem es aus silbernen

Schüsseln dampfte, Farben in mich aufzunehmen. Orangefarbene Karotten, die weichen Leiber der Tomaten, die schmutzige Schärfe eines Schokoladenkuchens. Aber ich konnte es nicht wagen, konnte mir nicht genug vertrauen, um mich gehenzulassen. In mir gab es nichts mehr außer der Willenskraft, die mich vorwärtstrieb, und der Angst, daß ich ins Leben fallen würde.

Das waren die Erinnerungen, die mir durch den Kopf gingen, als ich Peter sah, wie er starr in seinem Stuhl saß, das Gesicht gegen jedes durchsickernde Gefühl verhärtet, das nicht grausam oder pervers war, seine Haut so tätowiert, daß ich keine bloße Stelle an seinem Körper gefunden hätte, wenn ich ihn hätte berühren wollen. Er erzählte mir, daß er sich dazu zwang, jeden Morgen vor Sonnenaufgang aufzustehen, um ein Bodybuildingprogramm von zwei Stunden durchzuziehen, barfuß im Schnee zu joggen. Er erzählte mir, daß er seine Freundin dazu gebracht habe, einen «Pussy-Ring» zu tragen, einen enganliegenden goldenen Ring um ihre anschwellende Klitoris. Ich nickte, ja, so etwas Ähnliches hatte ich mir auch zugefügt.

Man könnte meine Reaktion eine Gegenübertragung nennen. Ich nenne es: eine Brücke bauen.

Gebaut aus einem ausgefransten Seil und geknickten Zweigen, war es zweifellos eine wacklige Brücke. Trotzdem hatte ich nicht das Gefühl, daß wir Fremde waren, wir waren uns nur entfremdet. Es war eine einsame Therapie, die wir da miteinander veranstalteten. Je tiefer wir zusammen in seine Probleme eindrangen, desto schwieriger wurde er. Mit Ausnahme der kurzen Berichte ganz am Anfang, als er mir erzählte, daß sein Vater ihn geschlagen hatte, weigerte er sich hartnäckig, sich durch mich verwundbar zu machen. Als die Therapie fortschritt, wurde ich mehr und mehr zum schweigsamen Zuhörer, während er redete und redete – endlos, wie es schien –, und Joannes Körper beschrieb, ihre «enge kleine Fotze», den «Sechs-Stunden-Fick» (ich wurde schon wund bei dem bloßen Gedanken), ihre festen «Titten», ihre Brustwarzen, die unter seiner Hand immer hart waren. Er redete bis zum Erbrechen über Schwanzlutschen und weite Mösen.

«Und was ist mit mir?» wollte ich zu ihm sagen. «Kommt es dir auch nur in den Sinn, daß ich schließlich eine Frau bin und du mich verletzen könntest?» Und darunter meldete sich eine andere, kleinere Stimme, die weinte: «Was ist mit mir? Bin ich nicht auch attraktiv, genüge ich deinen Ansprüchen nicht? Warum nicht?»

Es wurde mir langsam klar, daß unsere Sitzungen viel mit Pornographie zu tun hatten. Ich, die Schweigsame, absorbierte seine Fantasien und spiegelte sie ihm in meiner Glattheit zurück, so daß wir in erstarrten Bondage-Szenarien festsaßen. Peter machte ganz unmißverständlich klar, welche Rolle er mir in unserer Beziehung zuwies. Er rutschte ungeduldig auf seinem Stuhl hin und her, wenn ich etwas sagte, er fuchtelte mit wegwischenden Handbewegungen durch die Luft, als wolle er meine Worte beiseitefegen, er unterbrach mich und explodierte in tyrannischen Wutausbrüchen, wenn ich auf dem Recht bestand, meinen Satz zu Ende zu führen.

«Ruhe!» schrie er mich einmal an, und ich sank wie ein kleines Mädchen in meinen Sitz zurück und spürte, wie Dunkelheit um mich herum aufstieg. Ein anderes Mal stellte ich mir vor, wie ich, mit Glitzer über und über bedeckt, mein Geschlecht silberfarben besprayt, nackt zum Beat seiner Stimme herumwirbelte.

«Sagen Sie», platzte es endlich eines Tages aus mir heraus, und als ich redete, versuchte ich, Bilder von Leopardenfellen und Lendenschurzen aus meinem Kopf zu verscheuchen, «kommt es Ihnen eigentlich irgendwann mal in den Sinn, daß mich dieses Gerede über Sex stören könnte, diese, na ja, Ausdrücke, die Sie benutzen?»

«Aber Sie sind ein Shrink», sagte Peter zu mir. «Dazu sind Sie schließlich da, sich meine Ausdrücke anzuhören. Das ist doch Ihr Beruf.»

«Zuerst einmal», sagte ich, «ist es nicht mein Beruf, einfach nur dazusitzen und zuzuhören, zu meinem Beruf gehört auch, daß ich mit Ihnen zusammenarbeite, daß ich zusammen mit Ihnen entdecke, was Ihnen Ihr Leben schwermacht, damit wir diese Dinge dann zusammen lösen. Und zweitens» (und ich fühlte, wie sich ein Knurren in meine Stimme einschlich) «bin ich nicht einmal hier in diesem Raum nur ein Shrink. Ich bin auch eine Frau, und die Art und Weise, wie Sie über Frauen sprechen, kotzt mich an.» Ich wollte ausholen und ihn schlagen, wollte den winzigen, aber kräftigen Abdruck meiner Hand auf seiner weißen Backe sehen.

«Mit einer Frau, mit der ich was anfangen wollte, würde ich nie so sprechen. Aber Ihnen darf es nichts...»

«Darf es nicht was?»

Peter sah aus, als ob ihm nicht wohl sei in seiner Haut. «Halle-fickendes-luja», dachte ich. Vor meinem inneren Auge sah ich, wie die Farben seiner eintätowierten Indianerprinzessin sich zu verwischen und auszubluten begannen.

«Es darf Ihnen nichts ausmachen», sagte er.

«Stellen Sie sich vor», sagte ich, «es macht mir was aus.» Ich klopfte mir an den Kopf: «Da drin ist etwas.»

Peter sah mich verwirrt an. Mein Gesicht glühte. Für einen Augenblick fielen unsere Masken. Die unverrückbaren Stereotypen kamen in Bewegung, begannen zu bröckeln. Aus der Art, wie Peter mich ansah, konnte ich schließen, daß er mich vielleicht das erste Mal nicht als eine Funktion begriff, sondern als ein fühlendes Wesen. Ich lächelte ihn an.

Er nickte, hallo.

Kurz nach dieser Begegnung verließ Peter die Stadt für sechs Wochen, um in Arizona als Schreiner zu jobben. In der Zeit, in der er weg war, ertappte ich mich dabei, daß ich an ihn dachte, dort draußen in der Wüste, inmitten der kleinen Indianerdörfer, durch die Tumbleweed-Ballen fegen. War er einsam? Verlassen? Ich stellte mir vor, wie seine Hände die Felsen berührten und er darin das zerklüftete Gesicht des Vaters spüren würde. In meiner Vorstellung war er dort mit langen hellen Holzplanken zugange, die sich unter seinen Fingern in blonde weiche Haarsträhnen verwandelten.

Ende Mai erschien er wieder zur Therapie. Im Norden war der Frühling schon weit fortgeschritten, das Rot der Rosen öffnete sich. An dem Tag, an dem wir unsere Sitzungen wiederaufnahmen, regnete es, und er kam tropfnaß in mein Büro. Regentropfen hingen ihm in den Wimpern, und sein T-Shirt klebte an seiner Brust, so daß sich die Brustwarzen wie winzige Hörner abzeichneten. Sein dichtes lockiges Haar lag platt am Kopf an, der plötzlich klein aussah; durch die nassen Shorts zeichneten sich seine Hinterbacken ab, und zum ersten Mal registrierte ich, daß sie knochig waren.

Als Kind hatte ich einen Shih-Tzu-Hund, ein überzüchtetes langhaariges Tier mit einem aggressiven Temperament. Ich habe noch immer eine kleine blasse Narbe am Knie, wo er mir, als ich sechs war, ein Stück Fleisch aus dem Bein riß. Das erste Mal, als meine Mutter ihn badete, hat sich mir als überaus denkwürdige Metamorphose ins Gedächtnis eingegraben. Sie tunkte den widerspenstigen Hund in eine Wanne mit Wasser, und er tauchte auf, sein weicher Pelz naß wie eine zweite Haut, ein dünnes kleines Tier, dessen Knochen unter dem Fell hervorstanden. Sogar sein Schwanz, diese wunderschön karamelfarbene Fellflamme, sah aus wie ein Stück zerfranstes Seil, das über einem erbarmenswert nackten rosa Anus hing.

Peter fror, da es in dem Gebäude, wegen der Klimaanlage,

**62**

sehr kühl war, und eine Gänsehaut überzog wie winzige Knospen seine Tätowierungen. Ich starrte ihn an, da ich noch nie zuvor so viel spontane Bewegung an Peters Körper beobachtet hatte, niemals zuvor Regungen, die er nicht kontrollierte. *Du nasser Peter*, dachte ich, *ich mag dich*.

Es dauerte also ein wenig, bevor ich seinen Gesichtsausdruck bemerkte. Seine Augen waren verdeckt von Erschöpfung, lagen in tiefen blauen Höhlen, sein Gesicht, das keinen Strahl südlicher Sonne mitbekommen hatte, war zu blaß. Er ließ sich in seinen Sessel fallen und starrte in seinen Schoß.

«Ich wollte Sie schon die ganze Zeit anrufen», sagte er mit leiser Stimme. Es war eine Stimme, die ich noch nie gehört hatte, ein Ton, der so verletzlich war, daß ich an junge Zweige dachte, denen die Rinde abgeschält worden war, und diese Stimme brachte zum ersten Mal etwas Freundliches und sogar Schmerzliches in mir zum Klingen.

«Was ist passiert?» fragte ich.

«Sie hat mich verlassen», sagte Peter. Er schüttelte den Kopf. «Einfach so.» Er schnippte mit den Fingern.

Ich war hin und her gerissen, überrascht. Ich freute mich für Joanne. Ich war schon des öfteren um ihre Sicherheit besorgt, hatte befürchtet, daß sie gefährdet war, besonders als Peter mir erzählte, wie er sie herumstieß, wie er sie schlug, einmal sogar, daß er sie auf ein offenes Fenster im zweiten Stock zu geworfen hatte. Ich war froh, daß sie endlich ihren Mut zusammengenommen und selbst zugeschlagen hatte – diese Frau, die ich nie kennenlernte. Aber Peter sah schrecklich aus.

«Ich komme aus Arizona zurück – die Schränke sind leer, ihre Bilder verschwunden, nicht einmal ein Zettel. Ich hab sie bei ihren Eltern angerufen, und sie sagt, es sei ein für allemal Schluß. Finito. Und ich bin hinter ihr her, ich renne ihr nach wie ein gottverdammter verlassener Köter.» Peter schüttelte verwirrt den Kopf. «Ausgerechnet ich», sagte er, «mache mich zum Idioten, ruf sie zehn- bis zwanzigmal am Tag an, schrei sie an, aber sie ist so hart wie ein Stück Holz. Es ist ganz egal, was ich tue.»

«Es ist ganz egal, was Sie tun», sagte ich. «Erzählen Sie mir mehr darüber.»

«Es ist mir in meinem ganzen Leben noch nie passiert, daß ich jemanden nicht überzeugen konnte, daß ich jemanden nicht dazu zwingen konnte, das zu tun, was ich wollte. Aber ich hab bei dieser Fotze die letzte Woche jeden Trick ausprobiert, und ich bin –»

«Was? Was sind Sie?»

«Hilflos.» Sein Mund war eine angespannte harte Linie, aber die Tränen standen ihm in den Augen.

«Ich glaube, daß es das ist, was Sie am meisten an Joannes Weggang stört. Daß Sie keine Kontrolle darüber haben, daß Sie so hilflos sind.»

Zu meiner Überraschung nickte Peter zustimmend. Sein Schmerz hatte ihn flexibel gemacht, offen für Visionen und Vorschläge. Ich überlegte mir auch, ob ihm nicht die Tatsache, daß er mich bei unserem letzten Treffen aus meinem eigenen Muster aussteigen sah, den Schritt erleichterte, aus dem seinen auszusteigen.

«Ich hab mich noch nie, nie so gefühlt. Man hat mir ein Messer in den Hals gejagt, aber das hier ist schlimmer. Ich habe Angst, nach Haus zu gehen. Ich habe Angst, allein zu sein. Ich wußte nicht, daß mir jemals etwas so weh tun könnte. Warum ist das so schlimm? *Das bin nicht ich.*»

«Aber das sind Sie, es ist ein Teil von Ihnen, den Sie bis jetzt von sich fernhalten konnten.»

Zum ersten Mal in den sechs Monaten der Behandlung haben wir vermutlich wirklich miteinander geredet. Wir tauschten uns aus. Er hatte sich mir mit seinen ehrlichen Fragen geöffnet. Schmerz bringt das meistens fertig, die Intensität wäscht wie ein heißer Strahl den Schmutz der Verleugnung weg. Vielleicht ist das einer der Gründe, daß wir Tränen reinigend empfinden.

Im Lauf dieser Sitzung, während er nach den Gründen fragte und zitterte, kamen viele Geschichten aus seiner Kindheit hoch, über seine Beziehung zu seinem Vater, Augenblicke der Verlassenheit, und all das war wichtig, aber noch wichtiger war die Vertrautheit, die sich zwischen uns aufbaute. Wir sprachen leise miteinander, unsere Gesichter waren einander aufmerksam zugewandt, nicht hinter einer Maske versteckt. Mir war klar, und ich glaube, auch Peter, daß er mit seiner eigenen Hilflosigkeit auch seine Menschlichkeit zuließ – beides war untrennbar miteinander verbunden, und nur daraus konnten wirkliche Gespräche, wirkliche Berührung wachsen. «Ich habe den Eindruck, daß wir etwas hingekriegt haben in dieser Sitzung», sagte Peter, «aber ich habe keine Ahnung, was oder wie.»

«Ich glaube, wir sind zueinander in Beziehung getreten», sagte ich. «Ich war Ihnen in dieser Stunde sehr viel näher als je zuvor. Ich weiß, daß Sie vor Ihrer Offenheit, oder sagen wir Schwäche, wirklich Angst haben, Angst, daß man Sie ausnützen könnte. Aber was mich betrifft, ist es das gerade Gegenteil. Daß Sie endlich bereit waren, über Ihren Schmerz zu reden, zeigt mir, wie kompliziert, aber auch vielfarbig Sie sind.»

Peter lächelte. «Na klar», sagte er, «ich bin kein Allerweltstyp. Ich bin schon ein besonderer Fall, hm?» Er sah mich voll Stolz an, schlug sich auf die Brust.

Wir lachten ein wenig, und dann war die Stunde beendet.

In den nächsten Wochen veränderte sich Peter. Er war mit einem Gefühl konfrontiert, gegen das er sich nicht wehren konnte. Er konnte soviel fluchen und großtun, wie er wollte, es war kein angemessener Ausdruck für seine Trauer. Der Schmerz, so plötzlich von Joanne verlassen zu werden, zerbrach seinen Schutzschild mit einer elementaren Kraft, die keiner von uns vorausgesehen hatte, und ließ Erinnerungen in ihm aufsteigen, in die er hineinging wie in eine rote Wunde, um eine neue Schicht seines Lebens zu berühren. Es erinnerte mich daran, wie ich als kleines Mädchen in der Karibik nach einem gewaltigen und erschütternden Sturm einen Schwarm toter Haifische gesehen hatte, die an den Strand gespült worden waren, die silbernen Leiber erstaunlich schön, ausgebreitet auf dem Sand. Peter erinnerte sich, daß er einmal das Gesicht seines Vaters berührt hatte, als dieser schlief, daß er im Sommer zu einem Teich geradelt war, daß er einmal im Winter ein Eichhörnchen gefunden hatte, dem etwas Gelbes aus dem Maul lief, und etwas Gelbes lief auch ihm jetzt aus dem Mund. So was wie Mut, erstarrt und bitter, und so was wie Traurigkeit. Aber auf mich wirkte er nicht verbittert. Die Struktur unserer Sitzungen änderte sich. Da er seinen Schmerz annahm, war er nackt; er hatte sich an mich gepreßt, und ich wollte diese neue Haltung feiern, nicht mißbrauchen.

Ich fand Peter inzwischen anziehend, und ich sagte es ihm, erzählte ihm, daß ich die vergangenen sechs Monate nur gesehen hätte, wie er sich in Positur warf, und daß ich jetzt einen Menschen sehen würde und dieser Mensch sehr tapfer sei.

«Tapfer?» sagte Peter zu mir. «Ich fasse es noch immer nicht, was für ein Wrack ich bin. Ich fasse es nicht, daß irgend so eine Schnepfe mich auseinandernimmt. Das nennen Sie tapfer?»

«Sie sind inzwischen sehr viel tapferer als früher», sagte ich, «damals hatten Sie zu große Angst, Ihrer eigenen Seele ins Gesicht zu schauen. Für mich», sagte ich, «und das sind nur meine persönlichen Wertvorstellungen, für mich als Frau hat Männlichkeit damit zu tun, daß man stark genug ist, sich selbst zu erfahren, daß man Reisen wagt, statt unbeweglich in einem Zementblock steckenzubleiben.»

Ich glaube, er war mir ein wenig dankbar dafür, daß ich ihn

männlich fand in den Augenblicken, die für ihn die schlimmsten waren, und ihm das sagte.

Während der nächsten Wochen prallte Peter zwischen zwei Daseinsformen hin und her. Außerhalb der Therapie war er wie gewöhnlich feindselig und verhielt sich unangemessen, stritt sich mit den Leuten und bedrohte Joanne am Telefon. Aber in meinem Behandlungsraum machte ihn die Kombination seines nun an die Oberfläche gekommenen Leids und des wachsenden Vertrauens zwischen uns offener. Für kurze Augenblicke glaube ich, in dieser Zeit sein wirkliches Gesicht gesehen zu haben, über das die Gefühle wehten wie der Wind, der den Sand formt. In diesen frühsommerlichen Tagen, während die Straßengeräusche der Stadt zu uns heraufdrangen – diese Millionen Sprachen der modernen Welt, das gelegentliche Aufheulen eines Flugzeugs, das zur Landung ansetzte –, sprachen wir über alte Mythen und Märchen, insbesondere über die Reise des archetypischen Helden, der das festgefügte, kalte Schloß des Vaters verlassen und in das Chaos der Wälder, in die verrottenden Blätter eindringen muß, um eine belastbare und sichere Autorität in sich selbst zu finden. Es war sehr wichtig für Peter, seine schmerzliche Reise als etwas zu sehen, was mit dieser mythischen Grundstruktur des Lebens zu tun hatte, zu erkennen, daß die verrottenden Blätter seiner Seele Teil einer gesellschaftlich sanktionierten männlichen Odyssee waren. Und ich, nun, ich fing an, ihn und die Kraft zu lieben, die in seiner allmählichen Kapitulation zum Vorschein kam.

Es ist Juni, ich bin einundzwanzig Jahre alt, ich bin Peter noch nicht begegnet. Ich habe gerade das College hinter mir. Ich wiege achtundachtzig Pfund. Die Hitze in diesem Monat ist dick wie nasse Angorawolle; die wächsernen Blätter an den Bäumen hängen schlaff herunter. Wenn ich aus dem Fenster meines Schlafzimmers schaue, kann ich die Tulpen sehen.

Es sind die vertrauensvollsten Wesen, die ich kenne, diese Blumen mit ihren immer geöffneten Kehlen, ihren goldenen langen Zungen. Es passiert ihnen nichts. Die Sonne vergewaltigt sie nicht, der Regen ertränkt sie nicht.

Dieser Tag steht in Wirklichkeit für mehrere Monate. Ich schaue der Welt zu, dem natürlichen Kreislauf der Dinge. Es mag ein Klischee sein, aber mich heilt es.

Es gibt diesen Moment, in dem Heilung religiös ist, denn ein Mensch sagt: «Also gut. Ich will es glauben. Ich lege Schwert und Schutzschild nieder und werde sehen, was die Welt in mir bewirkt.»

Das ist eine gefährliche Sache, denn wir wachsen auf und saugen an den stählernen Brüsten der Cruise Missiles. Die Männer denken, daß das Leben auf dieser Welt ein Krieg ist, die Frauen, daß ihre Körper Molotow-Cocktails sind, die zum Detonieren gebracht und zerstört werden müssen, bevor ihr eigener Stoffwechsel sie auffrißt. Welche Symbole haben wir für Sicherheit?

Ich wende mich von meinem Schlafzimmerfenster ab und gehe auf die Terrasse hinunter. Jemand hat dort den Tisch für mich gedeckt, meine Schwester oder ein Engel, ich weiß nicht. Zerteilte Erdbeeren liegen wie die Zungen junger Mädchen auf einer Platte. Brot- und Käsestücke. Ich stecke Nahrung in meinen Mund; zum ersten Mal seit Jahren schlucke ich die Weichheit von Eiscreme. Ich möchte sehen, ob das träge, tierisch dumme Fett im Magen meinen Körper aufblähen wird. Aber er verändert sich nicht. Die Vernichtung, die Vergewaltigung, die ich gefürchtet hatte, findet nicht statt, als ich meine Schutzmechanismen aufgebe und meine vielen Münder öffne. Im Gegenteil. Essen gibt mir meine Vitalität zurück. Ich spüre, wie meine Haare ihren Glanz zurückgewinnen, wie sie länger werden, als ob neue Gedankenstiele aus meinem Gehirn wüchsen. Dieses Gehirn, das jetzt Nahrung hat, denkt in Farben und nicht in Kalorien. Ich kann schneller laufen; meine Augen sind feucht genug zum Weinen. Es hat Jahre gedauert, bis ich das alles gelernt habe, aber in meiner Erinnerung ist es wie ein Tag. Eine Sonne geht unter. Nahrung gibt uns Energie, die Schwäche, die uns dazu bringt zu essen, ist unsere größte Stärke.

Peter fing an zu experimentieren – mit Stilen, Stimmen und Zeiten. Er berichtete, daß er es sich eines Morgens gestattet hätte, lange zu schlafen, und in einem Zimmer aufgewacht sei, in dem das Licht über die Wände tanzte. An manchen Abenden ging er ohne seine Lederweste und seine schwarzen Stiefel aus, versuchte, eine Frau in den Nacken zu küssen und «nicht weiterzugehen». Er brachte nach seiner Arbeit Holz mit nach Hause und blieb bis spät in die Nacht auf, um kleine Dinge ohne offensichtliche Funktion zu machen – ein Kästchen, ein Mobile, eine geschnitzte Platte. Es stellte sich heraus, daß er nicht nur die Begabung hatte, Dinge zusammenzunageln, sondern auch schnitzen konnte, das Schnitzmesser langsam ins Kiefernholz gleiten lassen konnte, während gelbe Späne sich wie Zitronenrinden um ihn kringelten.

Eines Tages kam er in die Sitzung und sagte mir, daß er eine Frau kennengelernt habe, Lucky, in die er sich verlieben könne, «wenn ich nur über Joanne wegkommen würde».

«Ein weiteres Problem», sagte Peter, «ist, daß sie zwar der wunderbarste Mensch ist, aber sie ist dick, sie hat so an die dreißig Pfund Übergewicht. Ich hab noch nie was mit einer dicken Frau gehabt. Sie kennen mich – ich bin perfekte Formen gewöhnt, Schenkel, die ich umfassen kann, jemanden, den ich wie eine Puppe herumwerfe.» Er lächelte eines seiner hinterfotzigen Lächeln.

Das Bild von Peter zusammen mit einer dicken Frau faszinierte mich, obwohl ihm, wie das oft in der Therapie geschieht, seine Veränderungen bald Angst einjagten, und er sich in sein Schneckenhaus zurückzog – aber nicht mehr so tief wie zuvor. Deshalb glaube ich, daß selbst die festgefahrenste Persönlichkeitsstörung für Änderungen offen ist. Und ich hatte seine Veränderung miterlebt, ich hatte ihn nackt gesehen. So konnte ich mir seinen Körper in den Armen einer fetten Frau vorstellen. Ich stellte mir vor, wie sie ihn wiegte, und wie er ihr Gesicht und ihren Mund küßte. Ich kam nicht drum herum, ihre geöffneten Beine auf einem Bett zu sehen, und ihn, wie er versucht, ein wenig eingeschüchtert vom Anblick dieser Fülle, sie zu berühren, zuerst mit seinen Fingern, dann mit seinem Penis, wie er sich Zutritt verschafft zu den vielen Schichten ihres Lebens. Mit seinem Penis tippt er an ihre Gebärmutter und läßt ihn dann sanft über ihre Hüfte streichen, bis er zuletzt auf die geschwungene Rippe trifft, die harte männliche Rippe, die ihm vor so langer Zeit genommen wurde, und die er *nur* im Körper einer reifen Frau verborgen wiederfindet.

# Eine Art
## Reinigung

**1** Niemand weiß wirklich, warum der Schizophrene solche Schwierigkeiten mit Worten hat, warum soviel von dem, was er sagt, keinen Sinn macht. Frag ihn nach dem Wetter, und er antwortet womöglich *Frösche sein fliegen einen grünen Weg*. Frag ihn, wie das Spiel der Yankees läuft, das er sich gerade im Fernsehen anschaut, und er könnte antworten *Freizeit, die klumpt, ist gut*. Entsteht dieses Durcheinander durch eine Funktionsstörung im Scheitellappen, diesem Halbmond aus grauer Substanz in unserem Schädel, oder ist es irgendein Kollaps im Nervensystem? Oder war es die Mutter des Schizophrenen, die ihm schon früh mit ihrer erdrückenden Liebe die Zunge band? Niemand kann das verbindlich sagen. Und wir können auch nicht an die Quellen gehen, denn auf unsere Fragen würden die betroffenen Schizophrenen Begründungen zusammenstammeln oder -kritzeln, die unseren Verstand zum Verzweifeln brächten. Ich berühre meinen Kopf, spüre seine runde Form, spüre, wie meine Stimme pulsierend von Axon zu Dendrit läuft und schließlich aus meinem Mund begnadet vernünftige Sätze kommen. Ich sehe zu, wie ich die Tasten auf diesem Computer drücke, und auf dem Bildschirm erscheint eine Geschichte für Sie. Und für mich. Auf diese Weise sind wir verbunden. Die Fähigkeit, Worte zur Verfügung zu haben, eine Geschichte erzählen zu können, ist für menschliche Beziehungen so zentral, daß ich kaum verstehe, wie jemand, der an Schizophrenie erkrankt ist, diesen Verlust überlebt. Wenn die Männer, die ich behandle, weinen, schreien oder ihre Hände zu Fäusten ballen, trauern sie, glaube ich jedenfalls, über ihre Stummheit. Frustration liegt auf ihren Gesichtern. Bei ihren Versuchen zu sprechen probiere ich manchmal, ihre Zungen zu sehen, und erwarte nicht das ziegelrote Skalpell, das einen Satz formt, sondern ein flatterndes graues Ding, lose und tot.

Ich erinnere mich noch sehr genau daran, wie es war, die Sprache nicht wirklich zu beherrschen. Ich lasse diese Erinnerung bei der Arbeit mit den schizophrenen Patienten sehr nahe an mich heran, denn sie ist eine winzige Tür, durch die ich vielleicht diese schweigsame und wirre Welt betreten kann. Ich war sechs. Ich besuchte die Vorschule des Kindergartens, und feuchte Mailuft drang durch die offenen Fenster des Klassenzimmers. Draußen schwärmten Bienen von dem weißen Bienenstock zu den Hecken, und Blumen pumpten sich aus der Erde. Ich war glücklich. Meine Lehrerin, Miss Austen, nahm ein Stück Kreide und schrieb «Fat Cat» an die Tafel. «Lest», sagte Miss Austen, trat zurück und wartete.

Ich erinnere mich, daß wir hinter unseren Pulten standen. Vielleicht saßen wir auch, aber ich meine, daß ich meine Knöchel zusammenpreßte, ein steifes Gefühl in den Kniekehlen. Ich war gerade dabei, lesen zu lernen, und noch so unsicher, wie ich es anstellen sollte, daß ich auf dem Rücken der Sätze herumschwankte wie später auf dem Rücken von Pferden, und versuchte, sowohl die Balance als auch meine Würde zu bewahren. «Lest», sagte Miss Austen noch einmal, und ich wollte lesen, konnte aber nicht. Ich starrte auf die Buchstaben an der Tafel. Einzeln kannte ich sie alle. Dieser Bogen war ein «a»; dieser Henkel einer Teetasse daneben ein «c». Aber ich konnte die Buchstaben nicht zusammenbringen. «EFFFF» blubberte es aus mir heraus, «AHHHHH», und dann «TEE TEE TEE». Das beunruhigte mich. Nein, es war mehr als Beunruhigung, es machte mir angst. Ich konnte nicht lesen! Wie schnell die Welt zusammenbricht, Sinn zerfällt. Ich starrte auf die Zwischenräume zwischen den Buchstaben, das weiße Licht, das da durchfloß, zuckte wie eine Migräne. «FFFF – AAAA – T. FAT! Und dann kam blitzartig die Erkenntnis CAT!, und auf der Tafel in meinem Kopf tanzte eine niedliche Katze, dick, honigfarben und mit Schnurrhaaren, sie legte ihren langen Schwanz um mich und schnurrte die Welt wieder zusammen.

Ich kenne die Angst, die man vor einer Welt ohne vernünftige Worte empfindet, nur ein wenig, oh, nur ein ganz klein wenig. Ich erinnere mich an dieses Klassenzimmer, und ich erkenne meine eigene Angst wieder, wenn ich Joseph D'Agostino in der Abteilung für chronisch Schizophrene beobachte. Von allen sprachgestörten Schizophrenen, die ich kenne, steht er wie ein Bildnis dieses Leidens vor mir. Joseph ist sechsundvierzig Jahre alt. Er hat einen räudigen schwarzen Bart, den die Läuse mögen, und an manchen Tagen trägt er einen nachlässig gebundenen Schlips, an anderen einen Kriegshelm und ein grünes Hemd, die Brusttaschen mit nachgemachten Auszeichnungen dekoriert. Obwohl er behauptet, daß er in den Schützengräben des Ersten Weltkriegs gelegen habe und durch die Dschungel Vietnams gewatet sei, war Joseph in Wirklichkeit nie im Krieg, jedenfalls nicht so, wie wir es verstehen. Die Schrecken leben in ihm. Die Bomben sind Explosionen von Dopamin, die sich in die schutzlosen Schluchten seines Gehirns hineinwühlen.

Ich traf Joseph – der zur Einzeltherapie an mich überwiesen wurde – während meiner ersten Woche auf der Station. Er gehörte auch zu den sechs Männern in meiner Gruppe, die sich gerade das erste Mal versammelt hatte. Langsam gewöhnte ich mich an das Haus, an die langen geschrubbten Korridore und das Dröhnen des Fernsehers, der hoch in einer Ecke der Küche hing. An die Patienten, die in ihrer freien Zeit auf ihrem Flur saßen, endlose Schachteln von Zigaretten rauchten und unsichtbaren Studenten Vorträge hielten. Das Haus war natürlich bizarr, die banalen Geräusche der Hausfrauenprogramme im TV mischten sich mit Schreien und fantastischen Erzählungen über ganze Harems voller Frauen, die des Nachts durch die Fenster hereinkletterten. Der Leiter hieß Eddie Harrington, aber die Patienten nannten ihn aus unerfindlichen Gründen Eddie Dream. Er war ein alter weißhaariger Mann mit gebücktem Gang und befestigte überall Hinweiszettel:

EDDIE DREAM SAGT:
BITTE DRÜCKT EURE ZIGARETTEN IN DEN ASCHEN-
BECHERN AUS

EDDIE DREAM SAGT:
RÄUMT DIE FLURE BIS UM SIEBEN UHR AUF

JUNGS, WENN IHR NICHT BIS UM HALB NEUN AUS DEN
BETTEN SEID, NOTIER ICH MIR DAS

EDDIE DREAM

Und in dieser eigenartigen Welt aus Rauch, Schreien und magischen Botschaften traf ich zum ersten Mal auf Joseph. Er war nicht wie die anderen Patienten. Er saß nicht im Gemeinschaftsraum oder in der Küche, um endlose Stunden auf den Fernsehschirm oder ins Leere zu starren. Statt dessen verbrachte Joseph seine Tage in dem leerstehenden Schlafraum gegenüber vom Personalbüro, in dem nur ein unbezogenes Bett und ein einfacher Schreibtisch zwischen beigegetünchten Wänden standen. Die Jalousien in diesem Raum waren immer heruntergelassen, in einer Ecke brannte eine nackte Glühbirne. Als ich Joseph das erste Mal traf, hatte er selbst oder jemand anders ein Taschentuch über die Glühbirne gelegt, so daß der Raum von rötlichem Licht erfüllt war. Joseph saß in diesem irritierenden Licht zusammengekrümmt am Schreibtisch, hielt einen Bleistift in der Hand und kritzelte heftig etwas in ein Harvard University-Notizbuch. Ich sollte bald erfahren, daß Joseph, anders als bei seinen Fantasien über Vietnam und den Ersten Weltkrieg, früher wirklich auf eine Universität wie Harvard gegangen war. Sein Wunsch, dorthin zurückzukehren, verband sich mit dem Wunsch nach einem Verstand, der wohlgeordnete Worte produzieren kann.

Aber dieser Mann hatte nichts Wohlgeordnetes an sich. Zerrissene Servietten, Papierfetzen, verstreute Teile des Notizbuchs lagen zu Josephs Füßen. Er sabberte in seinen Bart. «Hallo», murmelte er, hob den Kopf, als ich in der Tür stand, und wandte sich wieder seiner aufreibenden Tätigkeit zu. Neugierig und auch ängstlich stahl ich mich in den Raum. Ich wollte wissen, was er da tat, was ihn so in Anspruch nahm. Gleichzeitig hatte ich das Gefühl, daß ich mit jedem Schritt in diesen Raum hinein einen sehr fernen Ort betrat, eine unbekannte Insel, eine Unterwasserwelt, in der die Sonnenstrahlen einen nur gefiltert erreichen, schwach sind und weit weg. Ich hatte Angst, daß die Tür hinter mir zuschlagen, ein unsichtbares Schloß zuschnappen und uns hier einschließen würde. Ich ging trotzdem hinein.

Als ich neben ihm stand, sah ich ihm über die Schulter. Seine Schrift war schrecklich. Die Medikamente, die er nahm, ließen seinen ganzen Körper zittern, und so standen die Buchstaben schief und zerstört auf dem Papier, aber zwischen diesen Scherben konnte ich einen Satz erkennen, «Jesus kam in das Heiligtum für eine vergangene Zeit wo schwangere Mädchen einen älteren Staatsmann entstellen wollten.» Speichel tropfte herunter.

«Sie sehen», sagte er und stieß mit dem Finger auf eine Anhäufung nasser Worte. «Sie sehen, wie das Wörterbuch die Verhältnisse abmißt? Ich versuche, sie abzumessen. Ich wünsche mir, und das meine ich so, wie eine Königin-Witwe es meinen würde, daß ich sie auseinanderhalten könnte, daß ich wieder lesen und schreiben könnte. Ich kann es nicht, ich kann höchstens sagen, lutschen ist lutschen ist Illutschen – den Schwanz eines Esels!»

Und damit schoß er so schnell aus seinem Stuhl auf, daß ich zurücksprang. Er baute sich über mir auf, stand auf riesigen, unsicheren Füßen in Schuhen aus schwarzem, brüchigem Leder. Sein Gesicht war wie seine Sätze, die Gesichtszüge falsch hingehauen, die Nase zu weit links, eine höckrige Stirn. Seine Augen flogen durch den Raum, registrierten alles außer mir, und dann griff er sich erneut seine Seiten, zog sie nahe ans Gesicht, als ob die Nähe Sinn bringen könnte. «Wo, wo», flüsterte er, und ich hörte Schrecken in seiner Stimme, sah, daß sein Zittern nicht nur von den Medikamenten herrührte; es kam auch von der Angst. «Ich weiß nicht, was ich sagen will», sagte er und überflog seine Sätze, und das war der Augenblick, in dem ich mich an das Klassenzimmer meiner Kindheit erinnerte, als ich versuchte, einen Sinn hinter den Buchstaben zu finden, die in schwarze Zeichen auseinandergeschnitten waren. Ohne Sprache sind wir verloren.

«Mein Kopf», sagte er, «vernarbt von Nadeln, Messern, hochgeladenen Elektronen. Pick. Pick.»

«Ich heiße Lauren», sagte ich leise. «Ich bin Ihre neue Therapeutin.»

Er legte die Seiten zurück und wandte sich mir zu.

«Oh», sagte er. «Ja. Ich bin Joseph D'Agostino von der Teddy Bear Lounge.»

Dann lächelte er, und seine Lippen öffneten sich über einer Reihe glänzender Zähne, die aussahen wie weiße Tafeln. Ich dachte an die Tafeln, die Gott auf dem Sinai gab, auf denen die Gebote standen, die dem Leben Form gegeben hatten. Vielleicht existierten irgendwo in diesem verrückten Mann ein paar vernünftige Sätze, ein paar zusammenhängende Geschichten. Vielleicht würden wir sie finden und sein Entsetzen besänftigen. Mein Herz beruhigte sich.

«Schön, Sie kennenzulernen», sagte ich.

«Und Ihnen», sagte er. «Gebe ich eine Zwei mit zwei plus drei Plusen.» Dann streckte er freundlich seinen Arm aus, und erst eine Sekunde später realisierte ich, daß es nicht seine Hand war, die ich schüttelte, auch nicht seinen Finger, sondern den Bleistift.

Er war ein sehr gutwilliger Mann, aber auch ein entsetzlich trauriger und frustrierter Mensch. Joseph schrieb wie besessen, unter einem Zwang, der ihn zum Künstler gemacht hätte, wenn er fähig gewesen wäre, Ordnung in seine Gedanken zu bringen. Mitten beim Essen konnte er sich eine Serviette greifen und einen Schwall unzusammenhängender Worte darauf abfeuern. Wenn die Putzkolonne sein Zimmer richtete, fand sie zusammengeknülltes Papier unter seinem Kopfkissen. Im Büro wurde es auseinandergefaltet, und wir lasen Sätze über Eier von Leguanen neben Notizen zu Küchenutensilien. Schizophrenie ist so vieles, eine unordentliche Anhäufung von Symptomen, aber wenn es einen roten Faden gibt, der sich durch das ganze Durcheinander zieht, dann ist es Desorganisation. Psychopathologen nennen dieses Phänomen Übereinschließung und meinen damit, daß der schizophrene Patient nicht die Fähigkeit besitzt, Informationen den richtigen Kategorien zuzuordnen. Stellt man einen Schizophrenen vor die Aufgabe, verschiedene Gegenstände so zu sortieren, daß gleich bei gleich liegt, wird es ihn völlig verwirren. Er wird auf dem Haufen mit den Tassen auch Strohhalme, die Schraubverschlüsse von Füllfederhaltern und die tote Ameise vom Fußboden deponieren. Bei den Bildern werden Buchumschläge und Kissenbezüge, eine Kaffeetasse und eine Kuckucksuhr landen. «Ich muß den ganzen Raum erfassen», jammerte ein schizophrener Patient während eines solchen Experiments. Übereinschließung macht verrückt, und das soll keine witzige Bemerkung sein. Vielleicht weil er sensibel und klug war, schien Joseph zu wissen, daß er die ganze Welt zu einem Brei vermischte, schien er zu wissen, daß seine Gedanken wirr waren und bluteten. («Ich versuche, sie abzumessen. Ich wünsche mir, und das meine ich so, wie eine Königin-Witwe es meinen würde, daß ich sie auseinanderhalten könnte, daß ich wieder lesen und schreiben könnte.») Er war mein Patient. Und ich hielt seine Anstrengungen, einen zusammenhängenden logischen Bericht zu schreiben, die Verwirrung aufzudröseln, für heroisch und ergreifend.

Und irritierend, und zwar für uns beide. Sein linguistisches Chaos machte ihm nicht nur angst, es frustrierte ihn auch. Ich meinerseits war frustriert, da es nicht gerade einfach war mit ihm, oder, wie der Psychologenjargon das umschreibt, er sprach nicht problemlos «auf die Therapie an». Ich hatte keine befriedigende Verbindung zu Joseph. Zum Beispiel wich er jedesmal aus, wenn ich in der Empfangshalle auf ihn zuging und hoffte, mich mit ihm irgendwie unterhalten zu können, dann aber schoß er wieder auf mich zu, und sein Kopf ruckte wie der eines Hahnes hin und her. Dann fischte er einen Bleistift aus seiner Hemdtasche und fing an, auf jeder erreichbaren Oberfläche zu schreiben. Aber seine Worte halfen uns nicht zusammenzufinden. Üblicherweise ist Sprache wie ein Geflecht aus Fäden zwischen dir und mir, die uns enger miteinander verknüpfen, aber mit Joseph waren Worte eine Mauer.

Josephs Frustration schien auch damit zusammenzuhängen, daß er wußte, wie sinnloses Zeug er redete, aber hilflos danebenstand und es nicht ändern konnte. Joseph war ein kluger Mann. Am Ende der Schulzeit, bevor er krank wurde, hat man seinen IQ gemessen; der Test bestätigt ihm, einmal überdurchschnittliche verbale Fähigkeiten besessen zu haben. Den Schlag eines solchen Verlusts muß man einfach spüren. Bei der Wiederholung des Tests vor vier Jahren lag sein verbaler IQ weit unter der Norm und wies auf eine geistige Behinderung hin. Dennoch war seine Wahrnehmung scharf, er war sich völlig bewußt, daß ihm etwas fehlte. Die Abteilung lag gegenüber einer Schule, und jeden Nachmittag stand Joseph am Fenster des Gemeinschaftsraums und beobachtete mit etwas wie Sehnsucht in den Augen, wie die Schüler mit Heften und sauber getippten Papieren aus den Türen strömten. «Joseph», rief ich in solchen Momenten, «Joseph, es ist Zeit für einen kleinen Imbiß, die Gruppe beginnt gleich», aber er antwortete fast nie. Zu anderen Zeiten bemerkte ich, wie er seinen Bleistift immer fester auf das Papier preßte und sich sein ganzer Körper anspannte, aber es entstand nichts Sinnvolles.

«Wie ist das?» fragte ich ihn eines Tages, «wie ist das, Joseph, wenn die Worte Sie so verwirren?» Ich wußte, daß meine Frage lächerlich, vielleicht sogar grausam direkt war, aber ich wollte es wissen. Und außerdem sollten Sätze bei einem solchen Patienten so klar wie möglich sein.

Wir saßen wieder in dem leerstehenden Schlafraum, die Tür stand offen, und das Pflegepersonal rannte geschäftig draußen auf dem Korridor hin und her. «Es ist», sagte er langsam zu mir, und ich hatte den Eindruck, daß er tief in sich selber hinunterschwamm, um die Antwort zu finden, «es ist ... wie wenn man in einem Drachen gefangen sitzt.»

Das war vermutlich der erste in sich stimmige Satz, den er je zu mir gesagt hatte – die erste kleine Geschichte, die er erzählt hatte – und da Geschichten Bilder auslösen, sah ich einen Jungen in dem roten Bauch eines Drachen, einen Jungen, der seine Augen gegen eine schuppige Innenhaut preßt und nichts findet.

Er starrte mich unverwandt an, und einen Moment lang

waren wir miteinander verbunden. «Ich habe», sagte er leise, «ein besonderes Buch.» Er blickte auf den Schreibtisch, fuhr mit einem Finger über die Maserung des Holzes, und dann begann sein Körper zu zittern. «Exzellenz, meine Exzellenz», sagte er. «Ein besonderes Buch.»

«Zeigen Sie es mir», sagte ich.

Er fummelte in einer der Schubladen des Schreibtisches herum und zog mehrere große aufgerollte braune Papierbögen hervor, die er langsam, mit zitternden Händen, für mich entfaltete. Auf dem ersten Bogen stand oben, in kühn schrägstehenden Buchstaben geschrieben: ALPHABETE UND LINGUAGELE DER GANZEN WELT. Als ich später Susan Baur und andere psychologische Literatur über verrückte Schriftsteller las, erfuhr ich, daß solche Rollen und Büchlein nicht so ungewöhnlich sind, auch nicht die langen Listen mit zerstörten und verunstalteten Wörtern. Damals aber war ich halb erschrocken und halb entzückt. «Che che che Chinesisch», stieß Joseph hervor. «Mein Griechisch.» Und wirklich sah ich, während er mit dem Finger über die Zeilen fuhr, daß er Worte zusammengestellt und verwirrte Versuche von Übersetzungen gemacht hatte. «Kimereah», hatte er geschrieben, und dann «Kelesquelia auf spanisch? Ägyptisch Chro-mera?»

«Bête», hatte er geschrieben, und darunter «Französisch Fête. Chinesisch Drachenlimla. Welches ist richtig???»

Und als meine Augen über die Rolle wanderten, mußte ich an die Tora denken, die ich als junges Mädchen studiert hatte, daran, wie der Rabbi sie voller Ehrfurcht aus dem silbernen Behälter nahm, und an die Gesetze, die sie enthielt, über Jahrhunderte hinweg aufgeschrieben und umgeschrieben, diskutiert und entschlüsselt, im Bemühen, sie zu verstehen.

Ich ging zur nächsten Seite über. «Illusionär», hatte Joseph da geschrieben.

Entlangzuträumen
an Eddie
alter Mann und Gegenüberstellungen im
    Tabernakel
mein Name ist Joseph Hpesoj
EIN PRINCETONMANN
JA NEIN JA


«Ein besonderes Buch», sagte ich, «über Sprachen und Wörter. Was bedeuten die Worte, Joseph?»
   Er schaute auf das, was er geschrieben hatte, drehte die
Seiten immer wieder um, wanderte mit den Augen langsam
und traurig über die Buchstaben. Er zuckte mit den Schultern. «Kann ich nicht erklären», sagte er, und seine Stimme
drückte seine Niederlage aus. Und dann blätterte er auf die
letzte Seite, auf die er in großen Blockbuchstaben und umgeben von Zeichnungen taubenartiger Flügel geschrieben
hatte:


OH, DASS ICH IN DEN HIMMEL GEHEN
    KÖNNTE
WO ICH VIELLEICHT EIN KLARES
    WISSEN FINDEN WÜRDE


An diesem Abend ging ich heim und wachte mitten in der
Nacht in einem stockdunklen Zimmer auf. Vermutlich hatte
ich schlecht geträumt. Meine Jalousien waren geschlossen,
und es war die Stunde, bevor es Tag wird und in der die
Schwärze so dicht ist, daß sie alle Formen auslöscht. Mit
klopfendem Herzen wartete ich auf das Scheinwerferlicht
eines Autos, das, weiß wie ein Taubenflügel, über die Wand

huschen und mir den Ort sichtbar machen würde, an dem ich schlief – die Kleider auf dem Boden, die Bücher in meinen Regalen, die Kirschbaumkommode – all diese Dinge, die ich nicht sehen konnte und die die Sprache meines Lebens waren.

Die längste Zeit seines Lebens vor der Krankheit wohnte Joseph im Norden Bostons, in der kleinen italienischen Nachbarschaft, die sich in diesen engen Winkel der Stadt verkrochen hatte. Das North End ist bekannt für seinen Zusammenhalt. Die Familien bleiben zusammen, oft leben Großtanten und Großeltern mit in den Wohnungen ihrer Kinder. Genauso wuchs Joseph auf. Ich erfuhr diese Einzelheiten natürlich nicht von ihm, sondern von seiner Schwester Vickie, die ihn ab und zu besuchte, und aus den umfangreichen Krankenberichten, die in dem verschlossenen Schrank im Mitarbeiterbüro aufbewahrt wurden.

Ich kann mir das Haus, in dem er aufgewachsen ist, gut vorstellen, die einzelnen Stockwerke mit gestreiften Markisen und das schmale Gäßchen unter seinem Schlafzimmerfenster. Ich kann mir seine mediterrane Großmutter vorstellen, die englisch, italienisch oder französisch sprach, je nach ihrer Laune. Joseph wuchs in einer vielsprachigen Familie auf, in einem reichen Sprachenmeer, in dem Worte und Geschichten gut aufgehoben waren.

Nicht alle Geschichten wurden in Worten erzählt. Josephs Vater Salvatore war ein stolzer und beherrschender Mann, der mit der Absicht in dieses Land gekommen war, sich einen Namen zu machen. Und das schaffte er. Zu seinen Lebzeiten besaß er das bekannteste italienische Restaurant der Stadt. Es existiert noch heute und ist für seine Pasta berühmt, die inzwischen in Supermärkten überall im Land verkauft wird. Die ganze Familie, Josephs ältere Brüder und jüngere Schwestern, die Eltern und Großeltern, war im Restaurant beschäftigt, alle halfen mit, und es gab exquisit ausgewogene Menüs, delikate Vorspeisen, gehaltvolle Hauptgänge und überzeugende Desserts. Vickie beschrieb mir den unnachgiebigen Stolz, den ihr Vater dareinsetzte, daß alles makellos war, die Sorgfalt im Detail, beim Pulen der Garnelen für die Vorspeisen oder beim Gratinieren, wenn der Käse die genau wichtige Weiche haben mußte, und an den herablaufenden Rändern die genau richtige braune Kruste. Die Familie erzählte ihre Geschichten nicht nur mit Worten, sondern auch mit Essen – mit den ausgefeilten Menüs, die sie in der Küche ihres Restaurants zubereitete.

Als Junge hatte Joseph beim Kochen geholfen. Er war aufgeweckt und intelligent, erzählte Vickie, und war von den Namen der exotischen Zutaten fasziniert, hatte sie sich auf der Zunge zergehen lassen, als ob die Vokale selbst Gewürze waren. «Streuen wir ein wenig Pa-pari-ka hinein», konnte der fünfjährige Joseph sagen, oder «Versuchen wir mal Muskat.» Ich denke, daß er schon früh die Poesie in bestimmten Worten erkannte, wie alles, was wir tun, zu einer Geschichte wird, sogar eine Mahlzeit oder eine Küche, in der eine Familie hackte und schnitt – Steaks auf einem Holzbrett und lange Stränge getrockneter Tomaten, um die Erzählung zusammenzuhalten.

Es war ein Leben reich an Details, an sinnlichen Eindrükken, die einen Roman ausmachen, an Strukturen, die ein Sonett bilden. Der Schmerz, wenn es welchen gab, muß etwas mit der tyrannischen Art des Vaters zu tun gehabt haben, wie er drohte, die Kinder mit dem Holzlöffel zu schlagen, wenn sie in seiner Küche herumlungerten, wie er sie zwang, sich makellos zu kleiden und jeden Samstagabend durch den Speiseraum zu tänzeln, um als kleine Maître d'hôtel die weißen Leinenservietten zu lüften, die zu Schwänen gefaltet auf den Tischen standen. Aber ich stelle mir dies alles nur vor. In den Krankenberichten finden sich nur Spuren von Hinweisen, die den Vater als «streng und verschlossen» beschreiben. «Salvatore D'Agostino scheint viel von seinem Sohn zu erwarten.»

Dieser Sohn Joseph schien eine Weile den Erwartungen zu genügen. Er trällerte die Namen von Gewürzen vor sich hin und war in seiner Familie, in der gesamten Nachbarschaft, für seine Intelligenz berühmt. Keiner aus der Familie hatte studiert. Aber jeder wußte, daß Joseph auf die Universität gehen würde. Seine Mutter, die er abgöttisch liebte, wußte es. Ich stelle sie mir als eine dunkelhaarige Frau vor, die den Geruch Europas noch an sich trug, eine Mutter, die ihren Sohn mit der Art Aufmerksamkeit umgab, die zu Ängsten führt. («Joseph und Mama waren sich so nah», erzählte mir Vickie. «Für sie war er das süßeste und klügste Wesen auf der Welt. Er war ihr ganzer Stolz.»)

Während der sechsten Klasse machte Joseph einen Test, um in eine weiterführende Schule aufgenommen zu werden, und von der siebten Klasse an besuchte er ein humanistisches Gymnasium, wo er als Drittbester in seiner Klasse die Abschlußprüfung bestand. («Er wollte Psychologe oder Schriftsteller werden. Wir hatten nicht die geringsten Zweifel, daß er es schaffen würde. Und noch heute, wenn ich an diese Zeit zurückdenke, und inzwischen weiß ich ja alles, was mit ihm passiert ist, kann ich keine Anzeichen seiner Krankheit entdecken.»)

Sah er gut aus? War er beliebt? Hatte er eine Freundin? Was die Schwester über Josephs Kindheit und Jugend erzählt, enthält keine Hinweise darauf. Wir alle entwickeln irgendwelche Eigenheiten, ein besonderes Geschick, das wir pflegen, weil wir es als etwas für uns Wesentliches begreifen. Josephs Eigenheit bestand eindeutig darin, daß er intelligent war, daß er die Fähigkeit besaß, sein Denken zu organisieren und es zu artikulieren. Deshalb sah ich sein schizophrenes Schreiben auch weniger als Ausdruck seiner Angst, sondern eher als den Versuch, bestimmte, für seine Identität entscheidende Aspekte wiederzugewinnen, die durch die Krankheit verlorengegangen waren.

Im Herbst 1966 rekrutierten die Colleges an den Schulen die jungen Leute, die sie haben wollten, und verschickten Briefe an die Kandidaten, für die sie sich entschieden hatten. Einige Schüler bekamen wegen ihrer sportlichen Fähigkeiten die Einladung, sich zu bewerben; Joseph, erzählte mir die Schwester, für seine außerordentlichen schulischen Leistungen. Jedes Semester brachte er seine Beurteilungen mit nach Hause, und jedes Semester hielt sein Vater sie gegen das Licht, so wie Ladenbesitzer das tun, wenn sie die Echtheit einer 100-Dollar-Note prüfen, bevor sie den Schein in die Kasse legen. Alle Zeugnisse, die Joseph mit nach Hause brachte, wurden in die Familienkasse gelegt, aber ich glaube nicht, daß sich alle Liebe nur auf seine Leistungen bezog. Die Liebe der Mutter scheint etwas Größeres, etwas Üppigeres gewesen zu sein. Er war ihr Kind, aus ihrem Bauch geboren. Sie sah ihr Gesicht in seinem. Nachts, bevor er einschlief, schlich die Mutter in Josephs Schlafzimmer, streichelte sein glattes schwarzes Haar und sang den Jungen in Schlaf.

Er bewarb sich in Princeton und wurde angenommen, das erste Kind in dieser Einwandererfamilie, das die Universität besuchte. Ich weiß nicht, wie er sich unter einer solchen Last von Erwartungen fühlte. Ich weiß nicht, ob die Taschen, die er in diesem ersten Semester ins College mitnahm, schwerer an seiner Kleidung oder an all den Hoffnungen wogen, die seine Familie in ihn setzte. Großmütter, Tanten, Geschwister, Nachbarn brachten ihn zum Bus. Und es muß ein harter Schnitt gewesen sein, eine grausame Abnabelung, im einen Moment noch geborgen in einer kleinen Welt in irgendeiner Stadt zu leben, und im nächsten in die elitäre Luft eines berühmten Colleges entlassen zu werden, konfrontiert mit einem wuchernd grünen Campus und mit lauter Gleichaltrigen, die eigene Autos hatten. Er würde ein Literaturkritiker werden oder ein Sozialpsychologe. Wie früher mit den Gewürzen, würde er nun in seinem Metier ein exquisites Raffinement entwickeln.

Statt dessen blickte er in diesem ersten Semester nach vier Wochen starr auf irgendwelche Dinge und lachte. («In einer Vorlesung, sagte uns der Professor, bewegte er endlos seine Hand vor seinem Gesicht hin und her.») Nach acht Wochen rauchte er mehrere Joints am Tag und verließ sein Zimmer nicht mehr. Er verwickelte sich in eine Schlägerei mit einem Mitbewohner des Studentenheims und schlug seine Faust durch eine Scheibe. Kurz vor Weihnachten, als die Ranken des Efeus wie Adern das Gebäude überzogen, vertraute er einem Freund an, daß in den Ästen Mikrophone versteckt seien. Weihnachten fuhr er im Bus nach Hause. Ich frage mich, was er auf seinem Heimweg durch die ländliche Gegend sah, über der trockene Wolken am Himmel scheuerten. An diesem Punkt unserer Geschichte angelangt, habe ich große Angst um ihn. Ich denke an die braunen messerscharfen Halme, die im Winter auf den abgeernteten Feldern stehen, und daran, daß vielleicht der erste Schnee fiel, jede Flocke seine Augen schmerzte, weiße Zangen, blendend eisige Spitze.

Suchte er nach Wärme, nach einem Weg, mit der Welt Verbindung aufzunehmen, die ihm plötzlich entglitten war? Ging er deshalb, als er angekommen war, in das Wohnzimmer der Familie, knöpfte sich vor Mutter, Vater und Tante die Hose auf und entblößte sich? «Schaut mich an», jammerte er und zog an seinem Penis. Salvatore sprang auf und schlug ihn. Die Mutter weinte. Seine Zeugnisse kamen einige Tage später, ein Sumpf schlechter Noten.

Er kehrte nie wieder nach Princeton zurück. Lange Zeit verließ er das North End überhaupt nicht mehr. Er litt unter Wahnvorstellungen und Halluzinationen, und seine Sprache verfiel. Seine Kleider verdreckten, er stolperte nachts um zwei Uhr nach Hause, stank nach Alkohol und Hinterhöfen. Die Familie suchte professionelle Hilfe, ließ ihn des öfteren in eine Klinik einweisen, aber nichts half. Jahre vergingen. Der Vater wich ihm entsetzt aus und verbot dem heruntergekommenen Sohn, das Restaurant zu betreten. Die Mutter schloß sich ihm eher noch enger an. Sie badete ihren Jungen, kämmte ihm das verfilzte Haar und zog ihm, als Salvatore schließlich starb, zur Beerdigung des Vaters einen ordentlichen schwarzen Anzug an. Danach lebte Joseph allein mit seiner Mutter – die anderen Geschwister waren erwachsen und von zu Hause weggegangen, der älteste Sohn hatte das Restaurant übernommen –, und sie tat alles für ihn, während er in seinem Zimmer brüllend auf und ab rannte. Er war nicht mehr dazu fähig, seine Haare zu waschen oder sich etwas zu essen zu machen. In der Küche unten briet sie Eier für ihn, glatte weiße, heile Kugeln, die sie am Rand der Pfanne aufschlug und zusah, wie das erschreckende Gelb sich aus dem Inneren ergoß und anfing zu brutzeln.

Als Josephs Mutter starb und es niemand mehr gab, der ihn versorgen konnte, brachten ihn seine Schwester und sein Bruder hier in diesem Haus unter, das nur vier Bahnstationen vom North End entfernt lag. Da es keine geschlossene Anstalt ist, können die Männer, wenn sie nicht selbstmordgefährdet sind, ohne Begleitung kommen und gehen wie sie wollen. Und Joseph fährt zwischen Gruppen- und Einzeltherapie gerne und oft allein in seine alte Heimat zurück. Vielleicht geht er sogar zu dem Haus, in dem er einmal gelebt hat, sieht, wie sich in den Fensterscheiben das zarte Gesicht seiner Mutter spiegelt und die triumphierenden weißen Schwäne auf den Tischen seines Vaters dahingleiten. Wenn ich ihn bei der Arbeit in diesem leerstehenden Schlafraum sehe, versuche ich mir vorzustellen, wie er einmal gewesen sein mag. Ich konzentriere mich auf seinen rissigen nassen Mund und verändere die Linien in meinem Kopf, so daß sie weich werden. Ich beuge mich vor und blase den Staub aus seinen trüben Augen. Es ist mir kaum möglich, den Joseph, den ich kenne – den frustrierten sprachgestörten Mann –, mit dem klugen Jungen zusammenzubringen, der Sprache so liebte und mit seinem Bleistift die Buchstaben zu bewegenden Kompositionen verband.

Vor einigen Tagen versah Eddie Dream den Gehweg vor dem Heim mit einem neuen Betonbelag. Er goß den nassen Beton aus einem Faß, verstrich ihn mit einer Kelle und brachte dann eines seiner berühmten Hinweisschilder an.

EDDIE DREAM SAGT: JUNGS, DER BETON IST NASS
BENUTZT DEN HINTEREN GEHWEG

Entweder konnte Joseph das Schild nicht lesen, weil er in seiner verrückten Welt verstrickt war, oder wollte ihm aus Trotz nicht Folge leisten. Jedenfalls schleppte er sich mühsam dort hinaus. Ich glaube, daß er den Augenblick gekommen sah, ein Zeichen zu setzen. Mit aufgeschnalltem Helm, schwarzen Kampfstiefeln, seinen Ehrenmedaillen, die in der Herbstsonne glänzten, stampfte er durch die schwammige Masse, blickte kein einziges Mal nach unten und schrieb sich durch diese kleine Welt. Niemand bemerkte es, bis es zu spät und der Beton getrocknet war, und da standen seine Fußspuren, Josephs Buchstaben, eine kräftige Signatur seines Selbst, die jeder sehen konnte.

**2** Josephs zwanghaftes Schreiben hat einen Namen – *Hypergraphie*. Dieses Syndrom, das sich gewöhnlich bei epileptischen Patienten mit einer Läsion des Schläfenlappens findet, tritt manchmal auch bei psychisch Kranken auf und löst ein zwanghaftes Bedürfnis zu schreiben aus.

Die erstaunlichsten und brillantesten Beschreibungen der Hypergraphie finden sich bei Susan Baur, die sich auf einen Beitrag von S. Waxman und N. Geschwind in einer neurologischen Fachzeitschrift bezieht. Baur berichtet von einer jungen Frau namens Yolanda, die ein Wörterbuch der «Autographen und Fälschungen» verfaßte. Waxman und Geschwind erzählen die noch bizarrere Geschichte einer jungen Sekretärin, die sie mehrere Monate lang behandelten. An ihrer Schreibmaschine «überfielen» sie plötzlich «ganz unerwartet eine Reihe von Orgasmen». Beschämt und verwirrt preßte sie ihre Beine und ihre Lippen zusammen und tat so, als ob sie eifrig arbeite, während diese intimen sexuellen Eruptionen sie schüttelten. Ungefähr eine halbe Stunde nach diesen orgasmischen Episoden fiel sie regelmäßig in eine Trance und produzierte, noch immer an ihrer Schreibmaschine sitzend und ohne daß ihre Kollegen etwas bemerkten, seitenweise mystische Texte.

Obwohl ich nicht glaube, daß Joseph vor oder während seiner Schreibanfälle solche sexuellen Freuden erlebte, hatten seine schriftlichen Aktivitäten doch einen eindeutig libidinösen Charakter. Man hatte das Gefühl, daß dieser Mann sich nach Befreiung und Rückkehr zur Ganzheit sehnte, so wie der Orgasmus uns von unserer brüchigen Haut befreit und in eine grünere Welt zurückbringt – zu den Gerüchen der Kindheit, den Apfelschalen, die sich vom Messer kringeln, das eine Mutter in der Hand hält, zu den Geräuschen, die von der Straße durch das Fenster unseres Schlafzimmers dringen, zum Rattern eines Zuges, das in einem verdunkelten Haus am Mittelmeer zu hören ist. Wir kommen zu ihm.

Aber er konnte nicht zu ihm kommen. Ein Orgasmus erfordert, wie andere künstlerische oder ekstatische Leistungen, die Feinabstimmung der Konzentration und die Bündelung von Energie zu einem einzigen Strahl. Joseph war so hoffnungslos zerstreut, wenn er schrieb – bei allem, was er tat. Wie andere Schizophrene litt er unter Übereinschließung, so daß seine Geschichten stets ein wenig von allem enthielten und im Nichts endeten. Manchmal waren seine Sätze weit über Äonen gespannt wie zum Beispiel: «Wind bewegt das Gras, wo Daddy Rooster den Wolkenkratzer lecken geht. Ich bin einmal zur Spitze hinaufgefahren und habe weit unten geschaut. Hi!» Josephs Hang zur Übereinschließung zeigte sich am deutlichsten beim Einpacken für einen Campingausflug. Als ich schon etwa ein Jahr dort arbeitete, fuhr Eddie Dream mit den Männern Ende August los, sie wollten nur zwei Tage wegbleiben. Joseph schaffte es, fünf Koffer, vier Taschen und einen Turm von Körben zu packen. Er schleppte all seine Bettlaken an, jedes Paar Schuhe, die Kopfkissen aus seinem Bett, die Glühbirnen aus der Lampe, einen Ventilator, einen Hammer, ein Locheisen und einen halben Liter Frostschutzmittel. Er erschien mit diesem ganzen Zeug am Wagen, und das Personal brauchte zwei Stunden, um diese Flut von Dingen treppauf treppab wieder an ihren Platz zu bringen.

Wie kannst du einen Mann verstehen und Verbindung mit ihm aufnehmen, durch den die ganze Welt fegt, in dem die ganze Welt spricht, und wie kann dieser Mann dich verstehen und Verbindung mit dir aufnehmen? Das war die Frage, die die Therapie von Joseph bestimmte. Trotz der Überfülle der Wörter war unsere Reise schweigsam und statisch, wohin wir uns auch wandten. Wenn ich versuchte, ihn dazu zu bringen, seinen Bleistift aus der Hand zu legen und mit mir zu sprechen, stöhnte er und hob ihn wieder auf. Wenn ich ihn bat, mir aufzuschreiben, wie er sich fühle, produzierte er einen dicken Wälzer voll Chaos. Warum tat er das? War seine Hypergraphie ein rein neurologischer Tick oder ein Weg, Angst in den Griff zu bekommen, oder, und das schien mir am einleuchtendsten, ein verzweifeltes und permanent fehlschlagendes Flehen, das wieder werden zu dürfen, was er einst war: ein Geschichtenerzähler, Teil eines sozialen Ganzen, der mit Worten die Schranken der Isolation durchbrechen und sich wieder in die Gemeinschaft drängen kann. Das erwarten wir alle von unseren Geschichten, die wir erzählen, so schlecht sie auch sein mögen. Bei Joseph klappte es nicht.

Und da es nicht klappte, machte ich mir Gedanken über den besonderen Charakter seines Sprachproblems, denn ein Verstehen der Ursprünge führt manchmal zur Heilung. Zu Zeiten, in denen die Neuropsychologie noch nicht so populär war, hätte man seine linguistische Verwirrung vermutlich als das Ergebnis einer schwachen Abgrenzung des Ichs erklärt, als Unvermögen, das Unbewußte vom Bewußten zu unterscheiden, so daß es sich ungeschieden voneinander auf das vor ihm liegende Papier ergoß. Nun gab es ja gewiß irgendeine modische physiologische Erklärung für sein gebrochenes Schreiben, aber die Literatur, die ich konsultierte, erging sich in den vagesten Spekulationen: mögliche Läsionen im Wernickschen Sprachzentrum, Rückbildung des Stirnlappens, die man an Gehirnen Schizophrener beobachtet hatte. Nirgends konnte ich eine auch nur halbwegs schlüssige Antwort finden, denn das Gehirn ist fast unerschlossen, und was Schizophrenie als Erkrankung des Gehirns angeht, tappen wir noch vollständig im dunkeln. Das ist ein Grund, warum ich mich mit Joseph so verloren fühlte, ich, die angebliche «Expertin», die so wenig darüber wußte, was eigentlich vor sich ging, und ihm dann, zu all dem, auch noch kaum bei seiner Sprachverwirrung helfen konnte. Manchmal starrte und starrte ich auf seine Sätze. Ich konnte darin halbgeformte Ideen finden, einen wachsenden Sinnzusammenhang, der sich in chaotischen Klumpen wieder selbst abtrieb. All unsere Sitzungen fanden in diesem leerstehenden Schlafraum statt, er über den Schreibtisch gebeugt, und ich neben ihm stehend und hilflos zusehend, wie er, aufgrund einer undefinierten Krankheit, die babylonischen Mauern um seinen Körper höher und höher schrieb.

Endlich beugte ich mich eines Tages, frustriert von der Hypergraphie, die mich so weit von ihm entfernt hielt, vor, nahm den Bleistift und schrieb auf sein Blatt, was ich ihm sagen wollte.

«Die Kirche», hatte Joseph in seinen schiefen Buchstaben geschrieben, «ist der Ort, an den die orordentlichen Leute gehen. In mir schlafen Würmer, lauter Wolken und Reagenzgläser.»

«Ich bin einmal in der Kirche gewesen», schrieb ich ihm in sorgsam großer Schrift zurück. «Ich war erst sechs Jahre alt, und ich erinnere mich, daß ich Jesus am Kreuz sah.»

Joseph drehte den Kopf und schaute mit offenem Mund zu mir auf. Er starrte mich an, wie ich seinen Bleistift hielt, und dann wandte er sich langsam um und schaute auf die Seite, auf der mein Satz neben dem seinen stand. Im Raum wurde es eigenartig still. Ich wartete, was passieren würde. Ich hatte versucht, eine Korrespondenz zu beginnen, in seine Sphäre einzudringen. Meine Geste hatte nicht ganz den Effekt, den ich mir erhofft hatte. Joseph hörte nicht auf, auf meine Sätze zu starren, seine Augen wurden immer größer. Statt mir etwas zurückzuschreiben, streckte er einen schmutzigen Zeigefinger aus und fing an, damit über die Buchstaben zu streichen, über mein pralles O, die elegante Form des S. Es erinnerte mich daran, wie manche Damen beim Juwelier die Diamanten berühren, die auf dem samtbezogenen Tablett liegen, oder Perlen an ihre gepuderten Wangen führen, Begehren in jeder Bewegung. Meine Buchstaben, die neben denen von Joseph standen, waren für ihn Juwelen, geschliffene Formen, aus denen Sinn schimmerte. So schien es mir jedenfalls. Er fuhr weiter und weiter den Linien der Buchstaben nach, als ob er durch die Berührung aufsaugen könnte, was sie zu schenken hatten. «Sie sind Ärztin», murmelte er und konnte seinen Finger noch immer nicht von den Buchstaben lösen. «Wunderschön wunderschön.»

Dann schaute er zu mir hoch. «Ich konnte das einmal», sagte er. Er verstummte.

«Was konnten Sie, Joseph?»

Er verzog bitter seinen Mund und schüttelte den Kopf. Er fing wieder an, meine Buchstaben zu liebkosen. «Ich konnte das einmal», sagte er nochmals. Seine Stimme klang traurig. «Sie gingen auf die Universität, Doc.»

Ich nickte.

Er sah, daß ich nickte, und schaute wieder hoch, kniff die Augen zusammen, als er mein Gesicht studierte. Das tat er eine lange Zeit und berührte dann, als ob er blind wäre, meine Nase und meine Augenbrauen. Ich ließ ihn gewähren. Ich hatte etwas Angst. War das eine sexuelle Geste? Vielleicht, aber es war auch noch etwas mehr. Er studierte mich, mein Äußeres, wie ein Mensch, der sich an etwas erinnert, der sein früheres Selbst findet. Wie ein Wissenschaftler, der den Spuren einer Versteinerung nachgeht und eine ganze Geschichte daran abliest, verloren und gefunden. Verloren und gefunden.

«Harvard», sagte Joseph. «Sie waren in Harvard.»

Und ich nickte nochmals, da er das Richtige getroffen hatte.

Er nahm seine Hand von meinem Gesicht und schob sie zwischen seine Knie. «Harvard», sagte Joseph. «Harvard Harvard», sang er und schaukelte vor und zurück, die wiegenden Bewegungen verstärkten sich, und ich versuchte, plötzlich erschreckt, zu begreifen, was ich da in Gang gesetzt hatte.

«Ich auch», rief er.

«Ich weiß», sagte ich.

«Ich auch», bellte er heraus und beugte sich wieder über die Seite, um die Buchstaben zu liebkosen.

«Bloomsbury», spuckte er aus. «Bloomsbury im Irrenhaus.»

Ich glaube, daß er sich, als er mein Gesicht und meine Sätze befühlte, zu klar daran erinnerte, was er einmal werden wollte, bevor die Krankheit ausbrach. Denn etwas veränderte sich in ihm nach dieser Begegnung, etwas intensivierte sich. Während der nächsten paar Tage schrieb er zum allgemeinen Erstaunen gar nichts. Sein zwanghaftes Schreiben war mit quietschenden Bremsen zum Stehen gekommen, als ob ein tiefer Schmerz von irgendwo dort drinnen, wo es keine Worte gab, zu ihm spreche. «Ich mache mir Sorgen um Joseph», sagte Sophie auf der Mittwochssitzung des Teams. «Er ißt nicht und er scheint verwirrter zu sein als je.»

Die Woche verging. Joseph wanderte mit rotgeränderten Augen durch die Räume.

«Harvard Harvard», flüsterte er leise vor sich hin. Er schaute Stunden vor der Zeit, in der der Unterricht zu Ende war, aus dem Fenster des Gemeinschaftsraums und wartete darauf, daß die Schüler aus den Eingangstüren strömen würden. Wenn irgendein Mann mit einem Yale-Sweatshirt vorbeikam, klopfte er ans Fenster. *«Veritas»*, sagte er in die Luft und verbeugte sich kurz. Er befestigte so viele Ehrenmedaillen an seinem Armeehemd, daß es bei jedem Schritt klapperte. Eddie berichtete uns, daß Joseph die ganze Nacht vom Sonntag auf den Montag aufrecht in seinem Bett gesessen habe, einen Arm nach oben gestreckt.

Am Montag morgen ließ er dann seinen Arm sinken. Er klopfte an die Tür des Personalraums, wo gerade eine Teambesprechung war. *«Guten Morgen»*, zirpte Joseph auf deutsch.

Er nickte uns allen entschlossen zu. «Ich gehe auf die Universität zurück», verkündete er.

«Universität?» wiederholte Sophie. Als psychiatrische Hilfskraft war sie mit drei anderen Mitarbeitern für das tägliche Kommen und Gehen der Männer verantwortlich. «Auf welche Universität? Was meinen Sie damit, Joseph?»

«Harvard», sagte Joseph, «*Veritas*.»

Und dann, noch bevor wir etwas sagen konnten, war er wieder weg, raus aus der Tür, und kam den Rest des Tages nicht zurück.

«Sie würden nicht erlauben, daß ich mich einschreibe», verkündete er abends beim Essen. Sein Appetit schien zumindest wieder da zu sein. Er schöpfte sich einen Riesenberg Kartoffelpüree und schaufelte ihn sich in den Mund. Er trank laut schlürfend eine Dose Coca-Cola aus. «Exzellenz, meine Exzellenz! Morgen das MIT!»*

Und am nächsten Tag machte er sich auf, das MIT zu suchen, um sich einzuschreiben. Seine Schritte waren leichter. In der Mitte der Halle hielt er an und kritzelte eine mysteriöse Botschaft in die Luft, bevor er aus der Tür tanzte.

«O nein», sagte Sophie. «Es ist eine Sache, wenn er durch Boston läuft, um eine Universität zu suchen, aber es ist eine andere, wenn er keine findet, die ihn annimmt, und, wie schon mal, nach Yale fährt oder sogar noch weiter, zum Beispiel nach Stanford.»

Sechs Jahre zuvor, als er noch nicht lange im Haus war, hatte sich Joseph etwas Ähnliches in den Kopf gesetzt und war für drei Wochen verschwunden. Schließlich wurde er von der New Jersey State Police aufgelesen, als er den Highway in der Nähe von Princeton entlangspazierte.

«Also sollten wir der ganzen Sache vielleicht eine andere

---

* Massachusetts Institute of Technology (A. d. Ü.).

Richtung geben und eine Universität in Boston finden, an der er sich einschreiben kann», sagte Bill. «Wenn er wirklich wieder auf die Universität will, warum sollten wir ihn daran hindern?»

An diesem Tag diskutierten wir darüber, was dafür und was dagegen sprach, Joseph zu helfen, eine Universität zu besuchen. Dafür sprach, daß der Besuch zweifelsohne sein zerschlagenes Selbstbewußtsein kräftig aufrichten und ihn in der Hoffnung bestärken würde, vielleicht seine verlorene Sprachfähigkeit wiedergewinnen zu können. Denn wir deuteten seinen Wunsch, zur Universität zu gehen, nicht als willkürliches Prestigestreben, sondern als eine zielgerichtete Anstrengung, sich Feder und Papier zurückzuerobern. Noch ausschlaggebender war, daß wir ihn, sofern man ihn an einer Universität in der Nähe unterbringen konnte, davon ablenken würden, einen seiner verrückten Ausreißversuche an irgendeine Ivy-League-Universität zu unternehmen. Dagegen sprach, daß Joseph so desorganisiert war und sich in einem akademischen Umfeld vermutlich nicht einmal auf dem untersten Level behaupten konnte. Und wenn er versagte, konnte ihn das in eine *endgültige* Depression stürzen.

«Könnt ihr euch Joseph wirklich in einem Seminarraum vorstellen?» fragte Jen, eine andere Hilfskraft. «Wie würden die anderen auf ihn reagieren? Er ist zu verrückt.»

«Verrücktheit ist kein triftiger Grund, ihn daran zu hindern, das zu bekommen, oder zumindest zu versuchen, das zu bekommen, was er will», sagte Bill. «Außerdem ist er weder gemeingefährlich noch belästigt er jemanden sexuell. Er würde nie jemanden verletzen. Er schreit nicht und er flucht nicht.»

«Ja, aber er sieht so . . .»

«Leute», sagte Sophie. Sie war eine große Frau mit langen schwarzen Locken und wirkte sehr überzeugend, wenn sie etwas sagte. «Es ist ganz egal, was wir sagen oder tun, er wird es auf jeden Fall versuchen. Und dann möchte ich zumindest etwas damit zu tun haben. Ich helfe ihm lieber, irgendein städtisches College in Boston zu finden, als mir dauernd Sorgen zu machen, daß er nach New Haven ausreißt.»

Und das leuchtete uns ein. Wir hatten unsere Befürchtungen. Da aber Joseph in den folgenden Wochen über nichts anderes sprach als darüber, zurück an die Universität zu gehen, halfen wir ihm schließlich mit Unterstützung der Massachusetts Rehabilitation Commission, sich für zwei Kurse an einem College einzuschreiben, das für die unterschiedliche soziale und ethnische Herkunft seiner Schüler bekannt war und keine Zulassungsbeschränkung hatte – Bunker Hill Community College. Dieses städtische College lag in einem heruntergekommenen Bezirk Charlestowns und rühmte sich: «Wir nehmen Studenten aus allen Schichten, aus aller Welt auf. Solche, die Englisch beherrschen, und solche, die kein Englisch sprechen, Alte und Junge, Behinderte aller Art sind willkommen.» Wir hofften, daß Joseph willkommen war. Wir waren keineswegs davon überzeugt. Er unterschrieb nichts, was es uns erlaubt hätte, mit dem College über seine spezielle Störung zu sprechen. Und er belegte, was nicht so verwunderlich ist, die anspruchsvollsten Kurse in Sozialpsychologie und im Fach «Creative Writing», Fächer, die mit Erzählen zu tun haben, mit dem Akt des Schreibens und mit dessen Deutungen. «Sind Sie sich da ganz sicher, Joseph?» sagte Sophie im Teamzimmer und schüttelte den Kopf. «Sind Sie wirklich sicher, daß Sie diese Kurse belegen wollen? Warum nicht etwas Praktischeres? Warum nicht …» und wir sahen zu, wie sie das Vorlesungsverzeichnis durchblätterte.

«Nein», sagte Joseph, als wir einen Computer-Grundkurs vorschlugen. «Keine Roboter!» Er stürzte aus dem Raum. Er hatte es klargemacht. Keine Roboter für ihn. Sozialpsychologie, Schreiben, eine Rückkehr zu einem früheren Traum.

Es blieben nur noch wenige Tage bis zu Semesterbeginn. Es war jetzt Anfang September, die Bäume färbten sich in den Schattierungen eines verletzlichen Aprikots und blassen Rots. Die riesengroßen Sonnenblumen in den Stadtgärten neigten ihre müden Köpfe. Als ich eines Tages nach der Arbeit im Stadtpark spazierenging, fand ich auf dem Platz neben dem Teich einen toten Schwan. Der Wind kräuselte seine weißen Federn, sein schlanker Hals war weit ausgestreckt. Wohin ich auch sah, stieß ich auf etwas Verwundetes oder Vergangenes. Für Joseph war diese Rückkehr an die Universität ein Fest – eine Chance, wieder zu lernen, eine Geschichte zu erzählen –, aber wir, das ganze Team, hatten das Gefühl, daß er ein heimtückisches Territorium betrat, befürchteten, daß er auf den Tafeln dieser Seminarräume, in den auf ihn starrenden Blicken der anderen Studenten, endgültig die Wahrheit über seinen zerstörten Verstand erkennen werde.

In den vier Tagen vor Semesterbeginn war Joseph sehr beschäftigt. Er gab die gesamte Unterstützung, die er wegen seiner Störung von der Sozialbehörde erhielt, für eine Mappe, einen Anzug, ein Paar Schuhe und noch für eine Lunchbox aus. Am Dienstag nach dem Labour Day kam er frisch gewaschen und geschrubbt zum Frühstück herunter, das erste Mal seit Jahren. Er gab mit einem frischen weißen Hemd, italienischen Lederslippern und einem Cordsamtmantel an und trug eine braune Mappe und die Lunchbox, die zum Bersten gefüllt war – nicht mit Verpflegung, sondern mit seinen Ehrenmedaillen.

Er würde wieder an die Universität gehen, wieder in eine Gemeinschaft zurückkehren. Seine Krankheit hatte den Verlust von Sprache mit sich gebracht. Der Sprachverlust hatte ihn nicht nur von den tiefen Quellen seines Selbst abgeschnitten, sondern auch von der Verbindung zu anderen. Durch die Hoffnung, eine Geschichte erzählen zu können, einen Text zu schreiben, versuchte Joseph, sich seiner Talente zu versichern und sich zugleich mit einem Schlag in die Mitte der zeitgenössischen Kultur zu katapultieren. Schizophrenie hat so viele Seiten, ihre Folgen sind so mannigfaltig, und eine davon ist die Entfernung des Leidenden aus der Gesellschaft. Nicht mehr fähig, Geschichten zu erzählen, die wir verstehen können, ist der Schizophrene an die Grenzen unserer Welt abgedrängt, wo wir so viele andere unsinnige Dinge abladen. An diesem Morgen, als wir zusahen, wie er zu seinem ersten Tag an der Universität aufbrach, als wir – Sophie, Bill, Eddie Dream und ich – an der Tür standen und ihn den Hügel hinunterstampfen sahen, beobachteten wir, dachte ich, einen Mann, der an Falltüren klopfte und noch einmal nach einem Eintritt suchte.

Er kam jeden Nachmittag um vier Uhr auf die Station zurück. Von Anfang an verweigerte er jede Antwort auf unsere Fragen, wie seine Tage verlaufen seien. Aber jeden Morgen, wenn er zum Frühstück herunterkam, sah er ein wenig unordentlicher aus als am Morgen zuvor, und am Ende der vierten Woche wölbte sich seine Mappe von den Massen zusammengeknüllten Papiers, und das Federnde war aus seinem Schritt verschwunden. «Sie werden diese Papiere doch nicht Ihrem Lehrer geben, Joseph?» fragte Sophie.

Er umklammerte seine Mappe und wollte nicht antworten. An den folgenden Tagen schien er, wenn das überhaupt möglich ist, verrückter als jemals zuvor. Er zwinkerte andauernd mit den Augen, als ob er versuche, etwas aus seinem Blickfeld zu entfernen, das ihm die Sicht erschwerte. «Vielleicht sollten wir mit seinen Lehrern sprechen und sie darüber aufklären, wo das Problem liegt, damit sie wissen, daß er krank ist», schlug Bill vor.

Als wir aber Joseph nochmals baten, die Erlaubnis zu unterschreiben, die uns von der Schweigepflicht entbunden hätte, riß er sie in Stücke. «Skalpelle», schrie er. «Chips vom CIA.»

Er schleuderte die Mappe durch den Raum, und zusammengeknüllte Papierbälle quollen heraus.

Später, als er zu Bett gegangen war, schaute ich mir die Seiten an. Natürlich war auf den meisten nur verrücktes Gekritzel zu sehen, aber einiges davon ergab Geschichten, die er versucht hatte zu schreiben, Geschichten, vom Rotstift eines Lehrers korrigiert. Wie schon so viele Male zuvor vertiefte ich mich in seine Sätze und Abschnitte und erkannte Funken von Zusammenhängen, halb angeschnittene Themen, die im Chaos ausbluteten. Wie konnte ich Sinn aus diesem Schlachtfeld locken? Die einzelnen Trümmerteile hatten eine gespenstische Poesie, die für Joseph vermutlich deshalb so frustierend war, weil er keine Kontrolle darüber hatte. Der Mann konnte, ohne es zu wollen, in schrägstehenden Buchstaben eine Passage in der Art von E. E. Cummings schreiben, aber keine simple Einkaufliste. Zweifelsohne ein sonderbarer Fluch. Und dann fand ich einen Multiple-Choice-Test aus dem Psychologie-Kurs. Er hatte die schlechteste Note bekommen. «Sie müssen sich für eine Lösung entscheiden», hatte der Lehrer über die Seite geschrieben, und als ich die Aufgaben durchging, war klar, daß Joseph, zu verliebt in die Welt – der Mann, durch den die ganze Welt fegt, in dem die ganze Welt spricht –, jede Lösung angekreuzt hatte, alle nur existierenden Möglichkeiten.

«Ja, ich schaffe es nicht», sagte er, als wir ihn am nächsten Morgen fragten.

«Möchten Sie aufhören? Sie können jederzeit aufhören.»

«Ich möchte aufhören zu versagen», sagte er.

**3** Ich dachte während dieser frühen Herbsttage viel über ihn nach. Manchmal bringt ein Patient deinen eigenen Schmerz an die Oberfläche, trittst du in seine Geschichte ein und schwimmst tief in die grünen Wasser der Seele hinunter. Ich spürte einen Kloß im Hals, etwas, das die Sprache nicht fließen ließ. Ich erinnerte mich an Zeiten, in denen ich auf ein Blatt wie dieses gestarrt und in meinen eigenen ungeschickten Versuchen, Geschichten zu schreiben, nur ein schwarzes Gekritzel gesehen hatte, oder den Graben zwischen den Sätzen – eine Weiße, in die wir hineinfallen. Und es gibt auch einen Traum, den ich immer wieder träume, ich mache den Mund auf und sehe, daß in meiner Zunge Glassplitter stecken, so daß jedes Wort zur Wunde wird.

Sechs Wochen nachdem Joseph das erste Mal wieder zur Universität gegangen war, sechs Wochen, in denen er versagt hatte und immer unordentlicher aussah, seine letzte Hoffnung verlor, ging ich an einem Samstagabend mit einem Freund ins Naturwissenschaftliche Museum. Mein Freund wollte sich dort einen Film über Haie anschauen, da der Film aber ausverkauft war, wanderten wir statt dessen durch das Museum und landeten in einer Ausstellung über das Atmungssystem. Etwas gelangweilt schaute ich mir die Nachbildungen von weißen und teergeschwärzten Lungen an. «Zilien», sagte eine Tafel, «sind die feinen Haare auf den Flimmerzellen. Sie überziehen die Lunge, die Luftröhre, den Darmtrakt. Überall in unserem Körper befinden sich Zilien, die wie Filter wirken: Sie fangen Staubpartikel und giftige Stoffe auf und eliminieren sie. Für das menschliche Überleben sind Zilien unbedingt notwendig, denn sie halten uns von eindringenden Toxinen frei.»

In dem Moment mußte ich an Joseph denken, und mir kam eine Idee, wie sein Sprachproblem begrifflich und praktisch zu fassen wäre. Im menschlichen Verstand, so stellte ich mir vor, gibt es ein Äquivalent zu den Zilien. Damit meine ich die

Fähigkeit, Störungen auszuschalten und infolgedessen Ideen zu entwickeln, auszuwählen und in Sätze zu bringen. Joseph fehlten, wie es aussah, die Zilien. Sein Verstand funktionierte so, als ob seiner Luftröhre diese feinen Härchen fehlten; alles schwappte bei ihm ungehindert nach oben, und Pfennige, Couchen und Schrecken ergossen sich auf ein Blatt Papier. Vielleicht war das Problem wirklich so simpel – weniger eine zerstörte Sprachfähigkeit als eine furchtbar ungezähmte, die keinem eindringenden Thema widerstehen konnte. Ich rief mir die Sätze, die ich von ihm gelesen hatte, ins Gedächtnis, ihre weitausholende Schönheit, ihre wuchernde Grammatik, die trotzdem manchmal eine Spur von Sinn enthielten. Und ich dachte an meinen Lieblingstext, der ausgerechnet in einem neuropsychologischen Lehrbuch stand. In der Passage ging es um die Hypothese, daß unsere Psyche in der allerfrühesten Kindheit wie ein offenes Bassin ist, in das sich die ganze Welt ergießt. Möglicherweise entwickeln wir dieser Theorie zufolge eine Fähigkeit, die man «negatives Lernen» nennt, das heißt, wir können uns entweder abschotten oder etwas in uns hineinlassen. Die speziellen neuralen Netze, die für «negatives Lernen» verantwortlich sind, wurden noch nicht gefunden, aber vielleicht steckte in Josephs Fall das Problem in diesen neuralen Netzen, in diesen mikroskopisch kleinen Filtern, tief in der grauen Gehirnsubstanz verborgen.

So gesehen funktionierte Joseph wundervoll offen, und meine Aufgabe bestand darin, ihn zu schließen, eine Art Filter für ihn zu sein. Er schien keine eigenen Filter – keine eigenen Zilien – zu haben. Wenn jemand mit nur einem Bein geboren wird, bekommt er eine Prothese. Ich überlegte, was geschehen würde, wenn ich als künstlicher Filter für Joseph agieren würde – eine Erweiterung seines Gehirns –, wenn ich die Wortspasmen und den Staub, all das, was ungewollt in ihn eindrang und den Sinn entstellte, aussortieren würde? Würde dann ein klarer Sinnzusammenhang entstehen? Und, auf der rein praktischen Ebene, würde ich ihm helfen können, seine Kurse erfolgreich zu absolvieren? Ich wollte nicht, daß er versagte, nicht noch einmal. Also konnte ich mit dem Aufräumen anfangen. Vielleicht würden wir so – ich mit meinem Besen und den Poliertüchern, er mit Feder und Tinte – lernen, einen Tanz zusammen zu tanzen, eine Verbindung zueinander aufzunehmen.

Ich streckte meine Hand aus und legte sie auf das Modell, das eine Zelle in zweihundertfacher Vergrößerung zeigte, eine Zelle mit burgunderroten Härchen bedeckt, winzigen Tentakeln, die hin und her wehten, um das Durcheinander in der Luft zu klären.

Ich hatte eine Idee.

Als ich am Montag zur Arbeit kam, schaute ich wieder durch seine Texte. Ein Satz lautete: «Wieder auf der Universität zu sein ist eine Klaviatur zur Exzellenz aufregend und ich möchte die Wege hinunter zur schwarzen flatternden Fahne Tafel gehen.» Statt den Satz nun als verrücktes Gebrabbel zu sehen, inspizierte ich ihn in der Annahme, daß er eine zusammenhängende sinnvolle Einheit sei, dem Einbruch mentalen Staubs zum Opfer gefallen. Ich fungierte als Josephs Filter und reinigte den Satz, ohne ein Wort zu verändern. Der Satz las sich nun folgendermaßen: «Wieder auf der Universität zu sein, ist (eine Klaviatur zur Exzellenz) aufregend, und ich möchte die Wege hinunter zur (schwarzen flatternden Fahne) Tafel gehen.»

Die Klammern enthielten das, was ich für mentalen Abfall hielt. Weiteres Zilienschrubben würde folgenden Satz ans Licht bringen: «Wieder auf der Universität zu sein, ist aufregend. Ich möchte an die Tafel gehen.»

*Ich* war aufgeregt. Ich hatte das Gefühl, etwas gefunden, eine kleine Entdeckung gemacht zu haben. Ein roter Faden könnte sich sehr wohl durch vieles von dem ziehen, was Joseph schrieb und durch Ablagerungen und Abweichungen chaotisch erschien, während es nur bearbeitet werden mußte. Ich versuchte, eine weitere Gruppe von Sätzen in dieser Weise zu bearbeiten, aber das war nicht ganz so leicht. Ich mußte viel verändern. Die Sätze lauteten ursprünglich: «Es fällt mir schwer meine Zeit einzuteilen aber vielleicht werde ich ein Geschenkverpacker bei Jordan Marsh. Das ist so weil Sozialbehörde heißt, auf Schatzsuche zu sein, wo ich Fisch und Lutscher esse. Sehr verwirrend. Sophie hat ihn für mich bekommen. Einen Job zu haben ist daß ich nicht ins Leere falle. Darüber bin ich froh.»

Hier war es schwieriger, den Sinn zu finden, und ohne daß man über die Details in Josephs Leben Bescheid wußte, wäre es schwer, wenn nicht unmöglich gewesen, die Erzählung zu rekonstruieren. Wie ich aber wußte, hatte Sophie Joseph gesagt, daß sie ihm, da es schwierig für ihn war, seine Freizeit zu organisieren, einen Job bei Jordan Marsh besorgen wolle, wo er in der Weihnachtszeit Geschenke verpacken könne. Vermutlich war die Sozialbehörde, wo er jeden Monat hinging, um seinen Scheck abzuholen, ein Gebäude voll labyrinthischer Korridore und tickender Uhren, für Joseph zum Symbol für eine chaotische unstrukturierte Erfahrung geworden. So paßte die Gesamterzählung thematisch tatsächlich zusammen. Als ich, meine Funktion als Filter ein wenig überschreitend, den Teil mit der Sozialbehörde strich, einige von Joseph weggelassene Details und eine syntaktische Struktur hinzufügte, sprang mir die «Geschichte» ins Auge. Nachdem ich sie bearbeitet und die verstellte Grammatik in Ordnung gebracht hatte, immer bemüht, den Sinn zu erhalten, las sie sich so:

«Es fällt mir schwer, meine Zeit einzuteilen, und deshalb werde ich versuchen, einen Job als Geschenkverpacker bei Jordan Marsh zu bekommen. Sophie, meine Beraterin, wird mir helfen. Ich falle nicht ins Leere, wenn ich einen Job habe. Darüber bin ich froh.»

An diesem Tag bat ich Joseph während unserer Sitzung, über die Dinge zu schreiben, vor denen er am meisten Angst habe. Er griff nach seinem Bleistift und fing sein wildes Geschreibe an, und es sah folgendermaßen aus:

«Ich fürchte Furcht ist Furcht fürchten Furcht selbst Furcht und die unsichtbaren Leute in der Teddy Bear Lounge. Sie haben alle möglichen Farben und ich fürchte sie sind überall um mich herum um vor- und zurückzugehen auf *Dream Eddie* und sprechen. Wo das Wasser fließt und eine hohe Klippe kommt. Die Kirche ist ein lebender Krebs. Um mich und daß sie mir unverschämte Antworten geben. Jeder. Sie dringen in meinen Kopf ein und lenken mich ab. Und ich habe, ja, mir immer gewünscht, mich in die Gegenwart zu strecken, straff. Sie haben Köpfe und einen Strich als Hals. Zwei Arme und zwei Beine. Wie ein Juuuuunge!!! Figur aus Charlie Brown!!! Ihre Erscheinung ist entstellt durch . . .»

Und hier hörte Joseph auf zu schreiben und fing an, vor und zurück zu schaukeln. «Durch was, Joseph?» frage ich. «Ihre Figur ist durch was entstellt?»

«Durch Rots und Grüns und Weiß und Gellllbes die Menschen haben eine Mädchenkurve weibliches Abenteuer und sind GESSSPENSTISCH.»

Ich mußte auch hier um den Sinn kämpfen, Vermutungen anstellen über das, was in Klammern gehörte, was zu streichen und was wesentlich war. Ich mußte Wortbrücken bauen. Die Arbeit entsprach nicht nur dem Vorgang des Filterns, sondern einer Übersetzung, bei der der Übersetzer die Originalsprache nicht richtig kennt und so aus dem Kontext raten muß. Trotzdem glaube ich, daß vor allem durch die Streichungen und die Reinigung des Textes, wie es eben die Zilien tun würden, der Geist des Stückes unverändert auftauchte. Nachdem ich den Text in Zeilen angeordnet hatte, sah das so aus:

Ich fürchte die Furcht selbst
Ich fürchte unsichtbare Leute
Sie haben alle möglichen Farben
Ich fürchte, daß sie um mich sind, mir
  unverschämte Antworten geben
Sie dringen in meinen Kopf ein und
Lenken mich ab
Sie haben Köpfe
Einen Strich als Hals
Zwei Arme
Zwei Beine
Wie eine Figur aus Charlie Brown
Ihre Erscheinung
Ist entstellt
Durch Rots und Grüns, Weiß und Gelbs
Die Menschen haben eine Mädchenkurve
Weibliches Abenteuer und sind
Gespenstisch

Ein schönes Gedicht, dachte ich, geschrieben von Joseph. Später gab er ihm den Titel «Geheime Illusion». Am nächsten Tag zeigte ich es ihm. «Hier», sagte ich, «das ist von Ihnen.» Er nahm die Seite, auf die ich geschrieben hatte, überflog sie, und sein Mund öffnete sich, als er seine Worte erkannte, gereinigt und in Form gebracht. «Oh», sagte er. «Oh. Mein. Meines.»
  Er lächelte.
  «Ja. Ihres. Noch eins?»
  «Ja.»
  «Ihre früheste Erinnerung», sagte ich. «Schreiben Sie etwas über Ihre früheste Erinnerung für mich.»
  Und wieder nahm ich mir später am Abend an meinem Schreibtisch seine durcheinandergeratene Prosa vor, und dies-

mal tippte ich seine Worte ab, statt einen Füller zu benutzen. Als ich strich und reinigte, spürte ich, wie mir Kräfte zuwuchsen, und fühlte mich zum ersten Mal in unserer Therapie Joseph nahe. Die babylonische Mauer, die ihn von mir trennte, war für kurze Zeit verschwunden. Ich konnte ihn sehen, seine Stimme hören – ein kleiner Junge, ein Waschbecken, eine miauende Katze. Sein Schmerz und seine Hoffnung erreichten mich klar und deutlich. Joseph.

Verändert las sich sein Erinnerungsstück so:

«Ich erinnere mich, daß ich im Waschbecken gebadet wurde. Es ist mein allererstes klares Bild. Es ist die erste Erinnerung, die ich daran habe, im Haus meiner Familie zu sein. Der Sohn meiner Mutter zu sein. Sie badete mich im Waschbecken. Ich erinnere mich an einige Dinge, die sie zu mir sagte, während sie mich badete. ‹Sohn, nimm dich bitte vor schlechten Dingen in acht.› Sie sagte das. Damals wurde mir beigebracht, Gutes von Bösem zu unterscheiden. Es war eine Art Reinigung. Sie badete mich jeden Dienstag im Waschbecken. Meine Mutter gab mir viel Halt, während ich heranwuchs. Meine Mutter schenkte mir einen Kater, der Buffy hieß. Ich habe ein Bild von ihm, aber ich habe es verloren. Es tut mir leid, daß ich es verloren habe.

Meine Mutter hat schwarze Haare, lockig. Sie sieht aus wie ich. Meine Mutter prüfte immer, ob ich Kopfweh oder Fieber hatte, als ich klein war. Sie hat sehr gut für mich gesorgt. Sie bemerkte sofort, wenn ich erkältet war oder Zahnschmerzen hatte. Sie berührte mich andauernd. Ich rannte zu meiner Mutter ins Bett, wenn ich schlecht geträumt hatte, und wir schliefen dann zusammen dort mit Buffy. Dad war im Restaurant.

Meine Mutter hatte vor einigen Jahren einen Herzanfall. Ich fand sie im Zimmer auf dem Boden. Ich habe sie Mund zu Mund beatmet und dann die Polizei gerufen. Ich sagte: ‹Meine Mutter liegt auf dem Boden.› Ab da wurde es schlimmer mit mir. Ich wurde noch verwirrter und brauchte einen festen Rahmen. Ich fing an zu halluzinieren, eingebildetes Zeug.

Wenn ich im Waschbecken gebadet wurde, war es immer dunkel. Ich glaube, ich habe mich in dieser Dunkelheit sicher gefühlt.

Ich weiß nicht, wo sie hingegangen ist.»

Ist dies wirklich Josephs Werk? Kann ein Mann, der so verwirrt ist, ein so einfaches glattes Stück Prosa sein eigen nennen? Wer ist wirklich der Autor dieser Geschichte, dieses Gedichts, Joseph oder ich? Und noch eine Frage: Sind die Teile, die ich gestrichen habe, nicht auch wichtig, rohe Stücke seines Es, weggeworfen wie das schiere Fett, das der Metzger mit seinem Messer vom Fleisch schneidet?

Als ich an der Geschichte arbeitete, die Joseph später «Kultur meiner Mutter» nannte, spürte ich Erinnerungen an meine eigene Mutter in mir aufsteigen (ich hatte sie in all den Jahren nur selten gesehen, sie hatte uns verlassen, als ich vierzehn war), und ich fühlte, wie der Rhythmus der Sprache anschwoll. Macht das dann nicht mich zum Autor, der das Thema und die Poesie zum Text beigesteuert hat? Wäre ich eine andere Art Filter gewesen, hätte ich vielleicht eine andere Geschichte in dem Wirrwarr gefunden, eine über Mütter und Bäume, Mütter und Krebse, die an einem schwarzen Strand leben.

Aber dies ist die Geschichte, wie ich sie hörte; dies ist die Geschichte, die wir zusammen schrieben. Und ich denke, daß er keineswegs weniger ihr Autor ist, weil seine Bemühungen mit meinen verschmolzen. Alle Geschichten sind, wie der Ethnograph Elliot Mishler sagt, «ein soziales Konstrukt von Sinn». Mit anderen Worten, kein Autor schreibt eine Geschichte aus sich heraus, sondern unter dem internalisierten Druck einer Kultur, die seine Sätze prägt und die Erzählung formt.

Und die Geschichte, die wir hier lesen, handelt nicht nur von Müttern. Sie handelt auch vom Tanzen. Davon, mitzumachen. Vor Wochen war Joseph einen Hügel hinuntergestapft, hatte an Falltüren geklopft und noch einmal nach einem Eingang gesucht. Was könnte intimer sein, als zusammen eine Geschichte zu erzählen? Kann man tiefer in jemanden eindringen? Ich habe Joseph meine Zellen, meine privatesten inneren Filter geliehen. Er fühlte sich durch mich hindurchfallen. Die babylonische Mauer war zeitweise verschwunden, und er kam in eine Gemeinschaft – die Gemeinschaft, die aus uns beiden bestand. Ich weiß, daß das wahr ist, denn im Laufe der nächsten Tage, in denen wir zusammen am Werk waren, berührte er mich oft und murmelte vor sich hin. Er legte mir die Hand auf den Mund, wie es ein Geliebter oder eine Mutter tut, und ich blies ihm meinen Atem ein.

Und obwohl er schließlich seinen Psychologiekurs aufgeben mußte, blieb er beim «Creative Writing» und bestand den Kurs am Semesterende. Manchmal überlegte ich mir, was seine Lehrerin wohl gedacht hätte, wenn sie von meiner Rolle bei seinen Texten gewußt hätte. Hätte sie ihn – und mich – des künstlerischen Meineids beschuldigt? Ich weiß nicht, wann man eine Geschichte wirklich als eigene bezeichnen kann, wie die Grenzen zwischen zwei Seelen verlaufen. Ich kann nicht sagen, daß die Seiten, die Sie hier vor sich haben, allein von mir stammen, denn durchweg sind die Worte – die von meinen Axonen zu meinen Dentriten laufen und schließlich zu vernünftigen Sätzen werden, ebenso in Josephs Rhythmus und seine Geschichte verwickelt wie in meine. Vielleicht sind Geschichten – den kapitalistischen und kruden Gebräuchen in der Verlagsbranche zum Trotz – das einzige Feld, das ein einzelnes Individuum niemals ureigens für sich beanspruchen kann. Sicher bin ich nicht.

Sicher bin ich allerdings, was den Ausdruck auf Josephs Gesicht anbelangt, als ich ihm die überarbeitete Fassung von «Kultur meiner Mutter» zeige. «Sie haben es abgetippt, Sie haben es abgetippt», rief er, als ob ihm die Tatsache, seine Worte «gedruckt» zu sehen, geadelt durch das Typenrad, das wirkliche Schriftsteller benutzen, genausoviel bedeute wie die Worte selbst. «Sie haben es abgetippt, Sie haben es abgetippt», sang er weiter, und dann hörte er abrupt damit auf. Er hielt die Seite ans Licht, wie es vor langer Zeit sein Vater mit seinen Zeugnissen getan hatte, als er deren wunderbaren Inhalt inspizierte. Für einen Augenblick war er Vater und Sohn zugleich. Er stürzte in eine Vergangenheit, in der es Hoffnung gab und eine weitere Welt. Und im gleichen Augenblick bemerkte ich, daß das Papier, das ich benutzt hatte, sehr dünn war, Luftpostpapier, und das Licht in dem leerstehenden Schlafraum schien hindurch und zeigte uns die Fasern und das Wasserzeichen, die wie verrückte Strömungen unter den geordneten Worten liefen und mit ihrer Unruhe die stromlinienförmigen Sätze zu brechen drohten.

«Hallo», sagte Joseph zu der Seite. «Hallo, meine Mutter. Meine Worte.»

Dann begann er leise zu weinen, und eine zarte Röte zog über sein Gesicht. Ich, eine seidige Zilie, wollte ihn in die Arme nehmen, wie seine Mutter es getan hätte. Aber es gibt eine Grenze für das, was wir für einen Patienten tun können, wir können nur begrenzt heilen. Das ist die harte Seite meiner Arbeit, zu wissen, wann du gehen mußt, wann du nur sanft berühren darfst, und die Finger, die Filter waren, wieder zum eigenen Körper zurückbringen mußt. Wir waren wieder getrennt.

Wieder getrennt beobachtete ich ihn, wie er weinte, und sah, daß da auch so etwas wie ein wenig Glück war. «Hallo, meine Worte», sagte er wieder und wieder. Und er streichelte und streichelte das Fell des Papiers, und ich stellte mir vor, wie die Seite unter seiner Hand zu schnurren begann und ein Junge, eine Mutter, eine honigfarbene Katze durch Sprache zum Leben erwachten.

**Löcher** Alle paar Monate, wenn die Depression nicht mehr zu ertragen ist, geht Marie zu ihrem Freund Gino hinüber, um sich einen Schuß zu setzen. Sein Haus liegt ganz oben auf einem Hügel im Zentrum der Stadt, und von seinen Fenstern aus kann man die silberfarbenen Türme sehen, die in die Wolken über Boston stechen. Marie schaut aus diesen Fenstern, und dann legt sie sich neben Gino aufs Bett. Schlauch, verbogener rostiger Löffel, Schnee. Ich stelle mir vor, wie ihre Arme jetzt aussehen. Sie sind lang, mit einem hauchdünnen Flaum bedeckt, und die Adern liegen direkt unter der Haut. Sie treten unter dem Druck der Abbindung hervor, wölben sich blau nach oben. Sie teilt sich, was mir große Sorgen macht, die Nadel mit diesem Gino, der von der Hepatitis eine pergamentartige Haut hat und wunde Stellen an den Lippen. Sie teilen sich die Nadel und tauschen nicht nur das Dope untereinander aus, sondern vielleicht etwas noch Wichtigeres, Zellen, Moleküle, die winzigsten Atome, Sechsecke, die vor Leben sprühen.

Sie ist nicht sehr lebendig, diese Marie. Ich mag sie so sehr, daß ich manchmal leise flüstere «Meine Marie». Aber sie ist kein Kind und würde vermutlich so liebevolle Äußerungen nicht gut aufnehmen. Sie trägt schwarze Kampfstiefel, enge schwarze Jeans, ein altes ausgeleiertes Sweatshirt. Meist sind ihre Bewegungen langsam, so, als ob sie noch nicht ganz wach sei. Sie schläft fünfzehn, sechzehn Stunden am Tag, wacht erst auf, wenn sich das Licht vom Himmel löst und untergeht. Wenn sie in mein Büro in der Tagesklinik kommt, hat sie noch Schlaf in den Augen. «Ich war nie länger als vielleicht zehn Stunden am Stück glücklich», verkündet sie. Sie streicht sich über ihren langen Arm, und ich starre sie unverwandt an, versuche den Einstich zu sehen, stelle mir ein winziges Loch in ihrer Haut vor, in das ich hineinschlüpfen und wo ich das finden könnte, was an meiner Marie noch am Leben ist – gelbe Wiesen von Fett, die Fächerstruktur der Knochen. Ihren Atem.

Es war mein erstes Jahr an der Klinik, und sie kam im Oktober zu mir, um sich behandeln zu lassen. «Ich halte es nicht mehr aus, depressiv zu sein», sagte sie.

«Depression, du lieber Gott», dachte ich damals. Es ist eine psychische Störung, an der einer von zehn Amerikanern leidet, und trotz des ernstzunehmenden Elends, das eine schwere Depression mit sich bringt – Appetitmangel, Verlust der Libido, Weinkrämpfe, die über Stunden gehen –, ist sie erstaunlich banal, so gewöhnlich wie eine Erkältung. Ich sah die Depression höchstens als eine Bronchitis des Gehirns, zweifellos schwierig, aber nicht im entferntesten so aufregend wie die heiligen Lichter und violetten Kürbisse, die meine psychotischen Patienten heraufbeschworen. Ich wußte damals noch nicht – sollte es aber bald erfahren –, daß gerade die einfachsten Beschwerden die ausgefallensten Fragen aufwerfen können. Ich ahnte nicht, wie sehr meine Arbeit mit Marie mich auf meine eigenen Erinnerungen zurückstoßen würde – ein dünnes Mädchen in einem leeren Haus, eine ausdruckslose flache Welt, in der alle Geräusche verstummten –, und wie sie mich dann nach außen drehen würde, an den äußersten Rand des Himmels, wo wir Menschen das rote Auge des Mars, den offenen Mund des Mondes als Teile des Gesichts irgendeines Gottes zu sehen hoffen.

Aber ich greife vor. Sie kam nicht aus Gründen zu mir, die mit Gott zu tun hatten. Bei einer Größe von 1,68 m wog sie gerade etwas über 90 Pfund. Ihre Augen schienen schlaff in den

Höhlen zu hängen, und ihre Haut hatte das feuchte weißliche Aussehen von Larven.

«Wie lange geht das schon so?» fragte ich.

«Immer schon», sagte sie. «Vielleicht seit –» Sie hörte auf zu reden. «Ich weiß nicht, wie –» Sie hörte wieder auf. Und starrte zum Fenster hinaus, starrte zur Decke hinauf, die Pausen zwischen den Sätzen so lang, daß ich mich fragte, ob sie vergessen hatte, was sie sagen wollte, ob die Worte im Sumpf ihres Verstands verschwunden waren.

«Immer schon?» soufflierte ich. «Sie sagten immer schon?»

Sie wandte mir ihren Blick wieder zu. «Es war schon immer ein Scheißkampf», sagte Marie. «Manchmal ein bißchen leichter, manchmal ein bißchen schwerer. Und ab und zu presto.» Sie schnippte mit den Fingern. Ihre Nägel waren mit einem pfirsichfarbenen Lack lackiert, der abblätterte, und einer war von einem winzigen Goldring durchbohrt. «Für ein paar Stunden oder ein paar Tage verschwindet sie vollständig. Es geht mir gut. Es ist wunderbar. Aber die Depression kommt immer wieder.»

Sie fing mit ihrer langsamen, immer wieder versiegenden, immer wieder einsetzenden Stimme an zu erklären, daß sie wegen ihrer Depression noch nie einen Job hatte halten können, daß sie mit jedem damals erhältlichen Antidepressivum behandelt worden sei (das war in der Zeit vor Prozac), und daß ihr keines geholfen habe. Sie war tagelang gelähmt, und das Ergebnis war, daß sie mit ihren beiden Kindern in einem nur spärlich möblierten Apartment in einer städtischen Wohnsiedlung für sozial Schwache lebte. «Wenn ich mich auch nur länger als ein paar Bruchteile von Sekunden besser fühlen würde», sagte sie mir in dieser ersten Sitzung, «könnte ich vielleicht die Energie aufbringen, von der Stütze loszukommen und einen Job so lang halten, daß ich richtig Geld verdiene.»

Ich war sehr optimistisch, als ich mit Marie anfing. Wenn einer von zehn Amerikanern an irgendeinem Punkt seines Lebens an einer schweren Depression erkrankt, so stehen dagegen neun, die sie überwinden. Warum sollte sie es nicht schaffen? Obwohl es eine ernstzunehmende Störung ist, gilt sie als sehr gut behandelbar, entweder über Medikamente, die bisher bei ihr allerdings nicht angeschlagen hatten, oder über die bescheidener daherkommende Therapie, die wir versuchen wollten. Therapie durch Gespräch – die Art, die ich praktiziere – setzt fast immer mit den Anfängen ein, damit, daß man die Vergangenheit des Patienten erfragt. Es hatte sich in mir der Eindruck verfestigt, daß ihre anscheinend unerbittliche Depression auf Verwundungen aus der Kindheit zurückzuführen war. Diese Theorie, die zuerst von Freud entwickelt wurde, versteht die psychische Heilung analog zu einem chirurgischen Eingriff. Die Vergangenheit ist der Eiter. Die Patientin redet darüber, ihre Zunge ist wie das Skalpell des Chirurgen, das die Wunde ausschabt. Tamponiert und trockengelegt, das Gift durch eine Drainage abgelaufen, kann die Wunde heilen. Wie vereinfacht dieser Zugang mir heute erscheint, was für eine schiefe Metapher – Wissenschaft, Chirurgie, die man einem Geschehen überstülpt, in dem noch keiner die Krankheit wirklich lokalisiert hat. Man kann Depression ja nicht sehen. Es gibt keine verläßlichen Tests, um sie zu messen. Eine Frau kann ihren Urin abgeben, und aus seiner Fauna kann der Arzt auf den Zustand der Leber schließen oder die Hormone entdecken, die eine Schwangerschaft anzeigen. Einem Mann wird ein Reagenzglas voll Blut abgenommen, und in seinen Zellen kann der Hämatologe den spezifischen Virus finden, der ihn töten wird. Aber man kann an jedem Teil des Körpers eine Probe entnehmen, ein Haar, eine Pore untersuchen, und nirgends wird man den tiefen Schmerz, der Depression heißt, berühren oder sehen können. Das könnte nahelegen, daß es die

Depression im medizinischen Sinne gar nicht gibt, und daß ein medizinisches Modell für ihre Behandlung keine besonders gute Idee ist. Wie auch immer. So wurde ich ausgebildet. Ich fing mit dem an, was ich beherrschte.

Ich begann damit, den Details ihres Lebens nachzugehen, den Grundzügen ihrer Geschichte, und obwohl ich mir inzwischen nicht mehr so sicher bin, wie relevant diese Dinge für die Besonderheit ihres Leidens sind, will ich sie hier aufführen, weil sie ein Teil meiner Marie sind, eine Handlung, aus der sie herausspringt.

Zu Anfang begegnet uns ein Mädchen, das Krankenschwester werden will. Eines Tages brachte ihre Mutter sie ins St.-Margareten-Krankenhaus, um ihr einen Splitter entfernen zu lassen – normalerweise war ihr Vater für solche Dinge zuständig, aber er war gerade unterwegs –, und da sah sie die Krankenschwestern in ihren gestärkten langen Röcken, leuchtendrote Kreuze auf ihre Blusentaschen gestickt. Es ist wahrscheinlich der Gegensatz gewesen, der sie fasziniert hat, das gesättigte Hämoglobinrot gegen den reinsten Winter, Rot, das auf dem gebleichten Weiß brannte. Sie erinnert sich, wie eine Krankenschwester ihren geschwollenen Finger in einer Schüssel Salzwasser badete und dann Pinzetten in ihre wunde Haut eindrangen und den Splitter entfernten, was unglaublich weh tat, und sie darauf die wohltuende Kühle von zerstoßenem Eis spürte.

Das war etwas, was sie von zu Hause nicht kannte – versorgt zu werden. Der Putz der Wände in der Wohnung ihrer Eltern hatte zahlreiche Löcher. Ihr Vater war ein muskulöser Mann, der als Tagelöhner arbeitete und einen Dollar fünfzig in der Stunde verdiente. Was er brauchte war Wodka, und seinen Frust reagierte er über Wutausbrüche ab, dann schmetterte er Marie oder eine ihrer Schwestern manchmal gegen die Wand. Die Mutter suchte Trost im Essen und im

Dickwerden. Abends saß der Vater normalerweise im Wohnzimmer, das volle Glas in der Hand, und die Mutter hockte leer und apathisch in einem alten Hauskittel in der Küche vor Tellern mit Makkaroni. Ziemlich zu Anfang der Therapie erzählte mir Marie eine Geschichte über ihre Mutter, die mir immer im Gedächtnis bleiben wird. Die Mutter hatte ein Bad genommen, und stieg – feucht und in all ihrer Häßlichkeit – aus der Wanne, als Marie zufällig ins Badezimmer kam. Die gewaltige Frau trat aus dem Dampf hervor und setzte einen nackten Fuß auf den Boden. Es war der Fuß, der Marie verfolgte, der Fuß, der sie noch heute schaudern läßt. Der Knöchel war geschwollen und von einem mysteriösen Gewächs entstellt, keiner Pustel, keiner Warze oder Entzündung. Von etwas sehr viel Größerem, etwas Rotlilafarbenem und Hakenförmigem. Marie war fünf, vielleicht sechs. Sie kroch vorwärts, um es genauer zu sehen. Über ihr trocknete sich dieser Berg von einer Mutter ab, das Frotteehandtuch klatschte auf ihr Fleisch. Marie kroch auf den Knöchel zu, streckte ihre Hand aus. Das Gewächs richtete sich auf, war über und über mit borstigen schwarzen Haaren gespickt. War es ein Kaktus, der aus dem Inneren des Körpers wuchs, der Schwanz eines Reptils, wie bei den Eidechsen in der Schule? Marie streckte ihren Finger aus – alles in ihr zog sich zusammen und wollte doch vorwärts – und befühlte den Auswuchs, spürte, wie hart er war, wie schuppig, und dann wurde ihr klar, daß es eine Art Klaue war, die aus dem Fleisch ihrer Mutter wuchs.

«Als ob sie eine Hexe war», sagte Marie während dieser ersten Therapiemonate zu mir. «Als ob ich an einem verfluchten Ort wohnte.» Bald danach fing sie an, mit ihren Puppen und ihren Schwestern Krankenschwester zu spielen. Sie zog ihnen imaginäre Splitter aus dem Fleisch, wedelte mit der Hand in der Luft und konnte so die Wunden schließen. Monatelang riß Marie, sobald sie aus der Schule kam, in diesem Haus, in dem Wut und Trauer unter der Oberfläche brodelten, alte Laken in Streifen und machte daraus lange Bandagen, die sie liebevoll um Glieder wickeln konnte. Es tat so gut.

«Dort, wo Sie aufgewachsen sind, gab es sonst nichts, was guttat», sagte ich zu ihr. «Ihr Vater hat Sie mißbraucht, vor Ihrer Mutter hatten Sie Angst. Erzählen Sie mir mehr darüber.»

Ich bat sie, mir mehr darüber zu erzählen, weil ich auf den Zyklus von Wiederanknüpfung und Erinnerung setzte, Sprechen sollte die unbewußten Fixierungen an das Trauma bewußt machen. Denn ich dachte, daß ein Patient frei werde von seinen Symptomen, wenn er darüber sprach, was sie ausgelöst hatte, und dies ins Bewußtsein hob. Wenn das einmal geschehen ist, wäre ein solcher Patient frei, das Trauma zu modifizieren, es in dieser neuen Form seinem Ich wieder einzugliedern, wie ein Arzt, der ein Herz vorsichtig aus seiner Höhle hebt, die verstopften Arterien reinigt und es dann in sein Muskelbett zurücklegt.

Aber bei Marie funktionierte das nicht so. Das Sprechen über ihre Vergangenheit – diese Kombination von Katharsis und Einsicht – brachte ihr keine Erleichterung. Woche für Woche kam sie zur Behandlung und schleppte ihre Depression hinter sich her. Manchmal hatte sie «gute Tage», aber, wie sie mir ja gleich zu Anfang erzählt hatte, war es zeit ihres Lebens so gewesen, daß sich der Schmerz kurzfristig zurückzog und Marie die Welt aus einem erstaunlich anderen Blickwinkel heraus erlebte. Diese Seitenwechsel schienen aber nicht häufiger aufzutreten, seit wir mit der Therapie begonnen hatten, noch von so etwas wie Einsicht, Gespräch oder Katharsis abhängig zu sein. Die Besserungen kamen zufällig. Die Depression lichtete sich, wenn sie zum Beispiel in eine Glasvase starrte, die auf dem Fenstersims im Haus eines Freundes stand, oder wenn sie auf dem Gehweg die Risse im Beton sah. Diese Momente kamen aus dem Nichts, und da sie sich nicht auf sie verlassen oder sie herbeiführen konnte, war das für sie etwas Kostbares, über das sie keinerlei Kontrolle hatte und für das sie unendlich dankbar war, etwas sehr Mächtiges und zugleich Ambivalentes.

«Manchmal», erzählte mir Marie, «passiert es, wenn ich unter der Dusche bin. Oder wenn ich aus der Dusche komme und das Wasser auf meiner Haut trocknet. Es ist ... es ist ... wie wenn sich etwas von mir abhebt und hochsteigt.»

Und ich beugte mich in meinem Stuhl nach vorne. Ich dachte daran, wie Fieber plötzlich steigen kann, wie der Tau verdunstet und das Gras in einem reineren Grün zurückläßt. Ich hörte eine Welle der Hoffnung in ihren Worten, und da Hoffnung schließlich alles ist, was wir wollen, was uns in Bann zieht, ließ ich mich mitreißen.

«Erklären Sie mir das», sagte ich.

Und sie tat es. Die folgenden Stunden erklärte sie mir, was diese Momente ihr bedeuteten. «Einmal ging ich an einer Kapelle vorbei», sagte sie, «und die Glocken fingen an zu läuten. Es war, als sprenge jeder Glockenton die Depression ein wenig weiter auf. Danach fühlte sich alles anders an.» Als sie mir diese Augenblicke beschrieb, klang selbst ihre Stimme anders, die ausdruckslose Schwere wich einem immer deutlicher werdenden Rhythmus. «Also ging ich hinein, und eine Erregung ergriff mich, es war unbeschreiblich. Es war, als ob die Heiligen singen würden.» Und dann erzählte sie mir weiter, wie sie erstarrt dort stand, wie die Dämmerung, die durch die bunten Glasscheiben drang, weich war und die Kerzen weinten, makelloses weißes Wachs, eine Wärme, die sie berühren wollte. «Ich fühlte mich unglaublich lebendig», sagte Marie.

«Wenn du dir diese Lebendigkeit nur bewahren könntest», flüsterte ich und dachte an Augenblicke in meinem eigenen Leben, in denen sich mir die Welt leuchtend wie eine frisch geschälte Frucht präsentiert hatte. Einmal war ich in England in einer verfallenen Kathedrale, Engelsbilder an den Wänden, und ich fand in den winzigen Rissen zwischen den grauen Steinen wunderschöne Smaragde aus Moos und Kiesel wie Perlen. So wie unsere eigenen Körper sind, schillernde Pfade, die sich zwischen unsichtbaren Häuten verbergen. Ist es die conditio humana, daß wir das Licht verlieren, die besondere Sicht der Dinge? War Marie nur übersteigert das, was wir alle sind, die wir einen einfachen Weg gehen und im Geheimen ab und zu eine Vision von etwas Essentiellerem hegen, die wir dann wieder verlieren? Wie oft beklagen sich die Leute, daß der Alltag so mühsam ist und es besser sei, sich erst gar nicht zu verlieben, als den Schmerz der Entwöhnung, die Rückkehr ins Banale auszuhalten.

«Und wenn diese Augenblicke vorbei sind», sagte Marie, «sehne ich mich nach ihnen, und dann wünsche ich mir, daß ich sie nie erlebt hätte, denn hinterher ist alles noch viel schlimmer.»

Manchmal, erzählte mir Marie, dauern diese Momente ein paar Tage, oder, wenn sie wirklich gut drauf ist, sogar einige Wochen. In solchen Phasen putzt sie ihre Wohnung, zahlt alle angefallenen Rechnungen und erwidert die Anrufe die sich auf ihrem Anrufbeantworter häufen. Sie steht dann sehr früh auf, um fünf, und geht erst nach Mitternacht ins Bett. «Ich darf dann einfach nicht so viel schlafen», sagte Marie, «denn in dieser Zeit habe ich Energie, es ist meine einzige Chance, die liegengebliebenen Dinge zu erledigen.» Mit anderen Worten: Sie wußte, daß diese normalen Verrichtungen, sobald die Depression wieder einsetzte, zu einem unübersteigbaren Hindernis wurden, daß ihr das Läuten des Telefons in den Ohren brennen, daß Müdigkeit sie überwältigen würde, daß ihr selbst das Gewicht eines Schwamms – dieses Schaumgebildes aus dem Meer, nichts als Luft und Gekräusel – dann zu belastend, zu schwer wäre.

«Ich lebe mit einer Fernsteuerung im Kopf. Ich habe keine Chance. Eine unsichtbare Person drückt den Aufwärtsknopf, und ich fühle mich besser. Ich wasche das Geschirr ab, erledige all das Zeug. Ich singe. Und dann drückt dieser Unsichtbare mitten im Lied auf den Abwärtsknopf. Und ich bekomme nicht mal mehr den Mund auf.»

Nach vier Monaten Behandlung lichtete sich die Depression. Marie betrat eines Nachmittags mit lebhaftem Blick mein Büro. «Yup», sagte sie zu mir, als sie Platz nahm. «Es geht mir gut, es geht mir sogar sehr gut. Seit letztem Donnerstag. Sechs Tage schon.» Sie beugte sich vor und zählte noch mal an ihren Fingern nach, dann senkte sie die Stimme: «Sechs Tage, es ist fast beängstigend.»

Ich überlegte mir, ob sie in einer manischen Phase stecke, diese andere Seite der Depression, bei der die Stimmung zu sehr hochschnellt und Glück verrückt wird. Aber es gab keine Anzeichen dafür. Sie redete wie immer, ihr Denken war klar. «Ich esse normal, ich schlafe gut, wenn ich endlich ins Bett komme. Ich meine, ich bleibe lange auf, damit ich alles erledigen kann, was liegengeblieben ist, aber kaum habe ich mich hingelegt, bin ich schon wieder aus den Federn. Ich genieße es einfach», fügte sie hinzu.

Ich nickte, lehnte mich zurück. Ich sah sie zum ersten Mal ohne den Schmerz, der sie sonst blockierte. Ich registrierte die nasse Weiße ihrer Zähne. Ich registrierte – war sie immer schon dagewesen? – die weiche grüne, schlangenartige Ader an ihrer Schläfe. Wenn ich die Ader lange genug beobachtete, hätte ich ihren Pulsschlag sehen können. Erleichterung überkam mich. Jeder, der in einem helfenden Beruf arbeitet, möchte das Leid lindern. Je größer der Schmerz, desto größer die Verantwortung. Für einen Augenblick war dieser Druck von mir genommen. Und zum ersten Mal sah ich Marie als die Frau, die sie sein könnte.

«In der Sozialbehörde sah ich heute einen Aushang», sagte sie. «Weiterbildung. Und ich habe mich tatsächlich eingetragen.»

Es stimmte. Diese Frau, die normalerweise so gelähmt war, fing eine richtige Ausbildung an. In den nächsten Wochen rannte Marie jeden Tag, während ihre Kinder in der Schule waren, in ein Gebäude in Chelsea. Dort lernte sie mit vierzehn anderen Müttern, die auch von Sozialhilfe lebten, Computerhardware zu reparieren. Sie lernte mit ihrer Leichtigkeit und Energie, fehlerhafte Siliciumplatten rauszupflükken, verschmolzene Leiterbahnen im Datenbus wieder zu trennen und so zusammenzufügen, daß neuer Strom durchkam. Für mich war sie eine Ärztin bei einem eigenartigen Reparaturritual, die nach Viren in der infizierten Hardware suchte, ich sah ihre große Genugtuung, die sie dabei empfand, den kranken Chip wie einen vereiterten Zahn aus dem Kiefer des Motherboards zu ziehen.

Vermutlich war mir klar, daß es nur ein Intermezzo sein würde. Sie hatte mir von ihren Mustern erzählt. Und so hätte ich darauf vorbereitet sein müssen, daß nach drei guten Wochen eines Morgens der Anruf eines Notarztes kam, der mir mitteilte, Marie habe sich eine Überdosis gespritzt. Ob ich ihm einige Auskünfte geben könne?

Ich erinnere mich nicht mehr genau, was er wissen wollte oder was ich ihm sagte. Im Kopf habe ich noch, wie ich die vergangenen Wochen Revue passieren ließ und nach Anzeichen suchte. Stand gestern Schweiß auf ihrer Stirn, ein Anflug von Traurigkeit in ihren Augen? Hatte sie wieder angefangen, stockender zu sprechen, hatten sich ihre Bewegungen verlangsamt? Ich durchsuchte meine Erinnerung und meine Aufzeichnungen. Schließlich komme ich aus einer Tradition, die auf Anfänge setzt, die nach Gründen und Wurzeln sucht. «Wenn das geschah, dann geschah es aus diesem

Grund. Wenn du in ein Gefäß mit Wasser starrst und anfängst zu lächeln, dann geschieht das, weil du die Farbe des Meeres siehst und dich an das ursprüngliche Blau und Blut erinnerst, und wie du neun Monate lang davon umspült im Innern deiner Mutter auf ihren Wellen geritten bist.»

Vielleicht hatte also irgend etwas an diesen Maschinen sie an ihr früheres Zuhause erinnert. Vielleicht stand deren schöne Ordnung in zu scharfem Kontrast zu ihrer chaotischen Geschichte. Vielleicht hatte sie sich, als sie die dicken und schönen Drähte des Motherboards berührte, an diese anderen kalten Auswüchse auf der Haut ihrer Mutter erinnert gefühlt, und ein geheimer Schmerz war wieder aufgebrochen. Oder vielleicht auch nicht. «Ich weiß nicht warum», kam es später, als sie in ihrem Krankenbett lag, von ihren rissigen Lippen. Ich wollte nicht wahrhaben, daß es keinen Grund gab, daß es nur ein plötzlicher sinnloser Rückfall war. Es widersprach allem, was ich gelernt hatte, allem, was ich glauben wollte – daß nämlich psychische Qual einen eindeutigen Grund hat und demzufolge logisch erklärbar ist.

Doch so beschrieb Marie es nicht. An diesem Abend in der Notaufnahme erzählte sie mir mit schleppend flacher Stimme, wie sie morgens aufgewacht sei und das irritierende Sonnenlicht ihr die Augen versengt habe. Es hatte keinen Streit, keinen Alptraum, keinen Mißerfolg in der Schule gegeben. Sie war ganz einfach in der einen Verfassung eingeschlafen und in der anderen aufgewacht.

«Kein Traum?» sagte ich und beugte mich weit über das Krankenbett. «Keine Erinnerung an irgend etwas Schlimmes?»

Marie schüttelte den Kopf. Sie war an diesem Morgen einfach nur aufgewacht und hatte gespürt, daß das Grauen der Depression wieder auf ihr lastete. Sie hatte versucht aufzustehen und bemerkt, daß sie sich kaum bewegen konnte. Die Vorstellung, sich dem zu stellen, was sie noch gestern so gerne gemacht hatte, erschreckte sie. Die Drähte würden häßlich aussehen, verrottende Sehnen in fettigen Maschinen. Die Bildschirme in ihrem fauligen Grün würden stinken. Sie konnte nicht dorthin gehen. Sie konnte einfach nicht. Ihr Herz raste, jede Sekunde prägte sich ihr ein. Aus dem Morgen wurde Mittag, irgendwann setzte die Dämmerung ein. Die Dämmerung war schmutzig, ihr Gesicht im Spiegel rußverschmiert. Sie wußte, daß die wenigen Wochen, in denen sie ihre Energie wiedergefunden hatte, die wenigen Wochen, in denen sie wieder die Fähigkeit zu lieben in sich gespürt hatte, vorüber waren. Als ihre Kinder nach Hause kamen, erkannte sie sie nicht, ihre Zähne sahen wie Grabsteine aus, ihre Nasenlöcher waren zu groß. Sie stürzte aus dem Haus.

Sie erzählte mir das alles sehr langsam, während ich auf dem Rand ihres Bettes saß. Sie schaute an die Decke, und ihre Stimme war so trostlos wie ein britisches Moor. Ihrem Bericht habe ich Farbe und Drama hinzugefügt, wie man Salz ans Essen tut, weil ich die völlige Ausdruckslosigkeit nicht ertrug.

So war sie aus dem Haus und hinauf zu Gino auf den Hügel gerannt. Die Nadel in ihrer Haut fühlte sich gut an, sie spürte zumindest etwas. Sie setzte sie nicht am Arm an, sondern zwischen den Brüsten, und spritzte sich das Zeug direkt in die Vene über dem Herzen. In Sekundenschnelle umfing sie eine weiße watteartige Erlösung, und bevor sie in einen bewußtlosen Traum fiel, sah sie ihren Körper als das Innere einer Maschine, alle Teile leuchteten, und ihr Silikonherz war frisch aufgeladen, belebt.

Eine zufällig gesetzte Überdosis, um Erleichterung zu bekommen, nicht, um sich das Leben zu nehmen. Der Notarzt sagte mir, daß sie sich gegen das Naloxan gewehrt habe, das man ihr spritzte, um die Wirkung des Opiats abzuschwächen. Da man internistisch nichts mehr für sie tun konnte, sollte sie in die psychiatrische Abteilung des Krankenhauses verlegt werden, bis sie sich wieder stabilisiert hätte. Als ich sie an diesem Abend besuchte, schaute ich in ihr Gesicht, das fast so weiß war wie das Kissen, und wußte nicht, was ich tun sollte, wußte nicht, wie ich ihr oder mir diesen eigenartigen Zyklus von Leid und Erlösung erklären könne.

Sie war zwei Tage auf der Psychiatrie. Ich besuchte sie dort einmal. Die Oberschwester sagte mir, daß Marie ihr Zimmer nur verlasse, um Stunden auf der Toilette zu verbringen, daß sie dauernd weine und es kategorisch ablehne, an den Gruppentherapien teilzunehmen.

Ich war ganz froh, als ich hörte, daß Marie die Gruppentherapie ablehnte. Das bewies, daß es noch einen Funken Zorn, einen rotglühenden Punkt in ihr gab. Ich sah eine andere Seite von Marie, nicht die fröhliche und auch nicht die durch den Schmerz plattgewalzte, sondern die, die vor Zorn rot glühte. Und das ist ja auch vorstellbar. Sie hatte wieder und wieder versucht zu lieben, nur um dann die Liebe selbst zu verlieren. Sie hatte sich durch die Tage gekämpft, durch die plötzlichen Lichteinfälle und die danach einsetzende Dürre. Depression ist ein innerer Tod, es ist das Wissen – das grauenvolle Wissen –, daß man es nicht in der Hand hat, wann man wieder auftaucht. Depression ist der Verlust einer Vision, in der die Blätter atmen und von den Bäumen fallen, in der die Luft nach keimender Erde riecht. Ihr Zorn war berechtigt, ja ich glaube, daß ein Zorn, der sich gegen einen so schweren, so abgrundtiefen Bruch mit der Welt richtet, unvermeidlich ist.

Sie war auf ihrem Zimmer, saß in einem Sessel am Fenster. Unten spazierten Patienten über den eingezäunten Rasen.

Ich nahm mir einen Stuhl und setzte mich neben Marie. Lange Zeit sagten wir nichts. Ich betrachtete ihr Profil, als ob ich darin einen Hinweis finden könnte, was ich als nächstes tun sollte.

«Ich begreife es nicht», sagte sie schließlich. «Aber solange ich diesen Weg gehe, werde ich nie etwas erreichen.»

«In der Schule?» fragte ich. «Meinen Sie die Schule?»

«Ich scheiß auf die Schule», zischte sie. «Meine Kinder. Die Luft.»

«Die Luft?»

«Es ist, als ob ich vergessen würde, wie man atmet.» Sie rollte sich zusammen. «Und wenn das passiert, tu ich alles, um wieder atmen zu können. Heroin hilft da.»

«Warum wollen Sie weiteratmen? Ich meine, warum versuchen Sie nach all diesen Jahren immer noch, die Küste zu erreichen? Denken Sie jemals daran, nicht weiter zu schwimmen, einfach unterzugehen?»

«Ja», sagte Marie.

«Was hält Sie davon ab?» Meine Stimme brach. Es macht angst, direkt vom Tod zu sprechen, vor allem, wenn der Tod eine Wahl ist. Obwohl überall in der Literatur über Selbstmord behauptet wird, daß das Reden über Selbstmord nie einen Vorsatz oder gar einen Impuls auslöst, zögere ich doch immer wieder. Vielleicht weil es etwas radikal enthüllt, wenn man darüber spricht. Plötzlich schwammen oder ertranken Marie und ich in etwas Neuem.

«Ich weiß nicht», sagte Marie. Sie schüttelte sachte den Kopf. «Jedesmal, wenn es wirklich schlimm wird, sage ich mir: ‹Marie, du weißt, es wird wieder besser. Du hast deine guten Tage, sie sind sogar fantastisch.› Ich erinnere mich an diese Momente, dann denke ich jedesmal: ‹Dieses Mal wird es anhalten. Es ist so verdammt gut.› Und so mach ich eben immer weiter und weiter.»

Sie hörte auf zu sprechen. Es war Abend geworden, und draußen kreuzte ein stroboskopisches Licht durch den Stadthimmel. Wo kam das Licht her – ich sah es fast jede Nacht, durch die Windschutzscheibe, von meinem Schlafzimmerfenster, meinem Bürofenster aus, wie es rhythmisch

durch den Smog brach, um sich dann auf seinen Ausgangs-
punkt zurückzuziehen und Sekunden später wieder aufzu-
tauchen. Selbst als kleines Mädchen (ich habe mein ganzes
Leben in dieser Stadt verbracht) habe ich dieses Licht gesehen, und die Frau, die sich meiner annahm, als meine Eltern mich verlassen hatten, erzählte mir Geschichten darüber, wo es herkomme, daß es aus dem Turm eines Magiers
leuchte, daß es das Licht eines Zauberers sei, der mit ihm
die Wälder erleuchte, in denen er umherstreife. Dann war
ich nicht mehr in der Stadt oder in einem Heim, in dem es
keine Eltern gab, sondern ganz weit außen am Rand der
Dinge, an der Grenze, an der Magie Wirklichkeit wird und
riesige unwirkliche Blumen sich durch die blaue Erde kämpfen. Das sind die Momente, die wir uns schaffen oder die
wir geschenkt bekommen, um uns ein Fest zu bereiten,
diese Momente entschädigen uns für unser normales er-
schöpftes Leben.

Wir warten auf sie und atmen weiter.

Dieser Tage schreibt das der Effektivität gehorchende Ge-
sundheitswesen vor, daß ein Patient entlassen werden muß,
sobald die akute Gefahr vorüber ist. Es bleibt dem Personal
keine Zeit, die Nachsorge zu organisieren oder einfach nur
eine müde Seele aufzurichten. «Fühlen Sie sich heute selbstmordgefährdet oder selbstzerstörerisch?» muß das Pflegepersonal fragen. Und wenn der Patient das verneint, schreibt
finanzielle Zweckmäßigkeit seine Entlassung vor, ungeach-
tet der Tatsache, daß eine Neigung zum Selbstmord wie das
stroboskopische Licht am nächsten Tag wieder auftauchen
und über den Himmel der Psyche streichen kann.

So kam es, daß Marie, die kaum die Energie zum Sprechen
aufbrachte, nach achtundvierzig Stunden aus der psychiatrischen Abteilung entlassen wurde. Man sah keine «Eigen-
oder Fremdgefährdung» mehr. Sie bekam zwei Münzen für

die U-Bahn, und man schickte sie nach Hause. Da sie weit weg vom Krankenhaus wohnte, reichten die Münzen nur für die Hälfte des Wegs. Ohne Geld und immer noch benommen, war sie in diesem Downtown-Zentrum verloren und gezwungen, die Nacht in einem Obdachlosenasyl auf einer Pritsche zu verbringen, um sie herum, auf den anderen Pritschen, verwahrloste Frauen, die nach Bier und Zigaretten stanken. Als sie es bis zur Verabredung mit mir geschafft hatte, war ihr Gesicht und ihr Haar fettig und ihre Lippen aufgesprungen und blutig.

Als ich sie sah, erfaßte mich Panik. Ich wollte Seife und Körperlotion, starken Tee, den ich ihr einflößen könnte. Ich wollte ihr – und dieses Bedürfnis war so heftig, daß es mich überraschte – etwas zu essen machen. Ich wollte Eier, die ich am Rand einer brutzelnden Pfanne aufschlagen könnte, ich wollte die Sanftheit von Eidottern.

«Marie, Marie», sagte ich leise.

An diesem Tag weinte sie in meinem Büro, den Kopf in den Händen, nach vorne gebeugt. «Ich weiß nicht», sagte sie immer wieder.

«Wir werden damit fertig werden», sagte ich, aber ich war mir gar nicht sicher.

Es gab noch andere Methoden, eine Depression zu behandeln, und während der nächsten Monate würden wir sie in der Therapie ausprobieren. Einsicht hatte offensichtlich versagt. Etwas anderes mußte funktionieren. Mir war zwar panisch zumute, weil ich versagt hatte, noch mehr aber, weil mir das über den Kopf wuchs. Wer will schon zusehen, wie ein anderer Mensch verletzt wird. Wer will danebenstehen und Blut sehen? Verbinden ist besser. Heute weiß ich – anders als damals –, daß wir manchmal nichts anderes tun können, als uns an der Wunde zu orientieren, ihre Absonderungen zu respektieren und ihre karmesinrote Farbe zu erleben. Manchmal bleibt uns gar nichts anderes übrig, als einfach bei dem Menschen zu bleiben, der leidet. Ich wußte damals nicht, daß dies an und für sich schon etwas wie Helfen sein kann.

Helfen bedeutete für mich Verbesserung, Erleichterung. Also versuchten wir etwas, was sich kognitive Therapie nennt. Dabei ging es hauptsächlich darum, Marie so weit zu bringen, daß sie ihre Einstellung zum Schmerz veränderte. Diese Behandlungsweise war für Patienten entwickelt worden, die an chronischen körperlichen Krankheiten litten. Die Theorie sieht so aus, daß Patienten, die lernen, nicht mit Angst und Anspannung zu reagieren, wenn sie etwas Unangenehmes spüren, die lernen, sich zu entspannen und den Schmerz anzunehmen, den Würgegriff des Schmerzes lokkern können. Mit anderen Worten: Schmerz existiert nicht getrennt von der Wahrnehmung, und wenn Patienten die Wahrnehmung von Schmerz verändern, ändert sich tatsächlich auch der Schmerz selbst.

Also arbeiteten Marie und ich daran, ihre Wahrnehmung von Schmerz zu entzerren. War er wirklich so schlimm, wie sie dachte? Wie viele Stunden am Tag war sie wirklich depressiv, konnte sie diese Stunden in einem Buch verzeichnen? Und während sie das alles aufschrieb, bemerkte sie nicht nach und nach, daß alles nicht gar so schlimm war, wie sie dachte? Konnte sie sich angewöhnen, sich zu sagen: «Das tut zwar weh, aber es bringt mich nicht um. Es ist nur ein Gefühl, keine Tatsache.»?

Marie reagierte einige Wochen später so auf diese Therapie: «Ja, es ist nur ein Gefühl, aber es tut trotzdem weh. Nein, ich überschätze meine Depression und die Stunden am Tag, in denen ich unter ihr leide, nicht. Aber Sie verlangen von mir, daß ich weniger deprimiert darüber bin, daß ich eine Depression habe.» Sie zuckte mit den Schultern. «Das macht keinen Sinn für mich.»

Wir versuchten, die Depression vom feministischen Standpunkt zu betrachten und so etwas wie eine politische Wut in ihr zu wecken. Nichts ging. Wir versuchten, die Sache behavioristisch anzugehen – Marie mußte sich zum Aufstehen zwingen, drei Freunde am Tag anrufen und regelmäßig duschen. Nichts ging. In dieser Zeit war ich eines Abends bei Freunden und nahm die Fernbedienung des Fernsehapparates in die Hand. Ich drückte auf 1, 2, 3. Ich drückte auf >, um die Lautstärke hochzufahren, und auf <, um sie wieder zu drosseln. Als ich die Fernbedienung in der Hand hielt, stellte ich mir Marie Meilen entfernt vor, wie ihre Seele zuckte und sich drehte, wie ein gelbes Stück Sonne am Horizont ihres Gehirns aufging, wie ein Heiliger ihr ein wenig kühles Moos auf die Stirn legte. Smaragdgrün. Starr in der Dämmerung. Eine Tür, die sich öffnet, Sand und Wasser. *Geh dorthin, Marie*, dachte ich. *Kannst du auf einen dieser Momente warten?*

Dies alles geschah in genau dem Augenblick in der Geschichte der Psychopharmaka, als Prozac auf den Markt kam. Marie war im Laufe ihrer Krankheit mit allen Antidepressiva behandelt worden, die es gab, aber keines hatte angeschlagen. Dieses neue Medikament, das in einigen Fällen außerordentlich erfolgreich gewesen war, lernten wir erst kennen. Vielleicht, dachten wir, hilft es. Marie war voller Hoffnung. Ich wußte, wie Prozac wirken sollte, daß es, im Gegensatz zu anderen Psychopharmaka, einen geraden Weg zur Problemzone des Gehirns einschlug und direkt einen ganz spezifischen Neurotransmitter beeinflußte. Demgegenüber waren die früheren Antidepressiva unbeholfen, auf ihrer stolpernden Reise zu ihrem Bestimmungsort beeinträchtigten sie unnötigerweise alle möglichen Synapsen und produzierten so zahllose unerwünschte Nebenwirkungen. Prozac war dagegen wie ein hervorragend koordinierter Athlet, ein Hürdenläufer, der alle Hindernisse überwand und mit sicheren sanften Schwüngen in die Zielgerade ging. Ob dieses Image tatsächlich der

Wirklichkeit entspricht oder nicht, kann ich nicht sagen. Ich habe da meine Bedenken. Aber dies ist der Mythos, der sich schon damals um das Medikament rankte, ein Image, das fast eine landesweite Begeisterung auslöste. Mit Prozac schluckte man nicht nur eine Pille, sondern einen Triumph der Technik, ein bionisches Stück Biologie.

Eine Woche nachdem sie aus der Klinik entlassen worden war, hatte Marie einen Termin in der psychiatrischen Ambulanz, und der Psychiater verschrieb ihr Prozac. Jeden Tag schluckte sie ihre Pille. Ich stellte mir vor, wie sie am Küchenfenster stand, ein Glas Wasser, das bernsteinfarbene Fläschchen in der Hand. Die Wirkung würde erst nach einigen Wochen zu spüren sein. Jetzt mußten wir warten.

Vor langer Zeit hatte ich einmal eine Reihe von Berichten über erstaunliche und gräßliche Gehirnoperationen gelesen. Ich weiß nicht mehr, wo diese Berichte abgedruckt waren, es ist schon sehr lange her, lange Zeit bevor ich Marie kennenlernte. Aber die Bilder von diesen chirurgischen Beschreibungen stiegen genau an diesem Punkt unserer Therapie wieder in mir auf.

Ich erinnerte mich, über einen Mann gelesen zu haben, der auf einem Operationstisch lag, umgeben von Chirurgen. In seinem Kopf klaffte ein Loch, verursacht von einem Krebs, der sich durch die Gehirnschale gefressen hatte, und so sah man sein Gehirn, grau und rosa, umgeben von der Gehirnflüssigkeit, die ab und zu überlief und am rasierten Schädel des Mannes hinuntertropfte. Wenn das passierte, tupfte eine der assistierenden Schwestern die Wunde mit einem sterilen Tupfer ab, wischte die Nässe weg. Die Ärzte entfernten den karzinogenen Teil des Gehirns und machten sich daran, eine Metallplatte einzusetzen. Der Patient würde überleben, aber mit großen Lücken in seinem Verstand, die Erinnerung an Blumen und Wörter hatte man aus seinem Schädel geschnitten und weggeworfen. War es das wert, hatte ich mich damals gefragt. Wäre es besser gewesen, den kranken Mann einfach sterben zu lassen? Wie weit gehen wir, um zu «heilen», und warum heißt «heilen» immer, über die Krankheit zu siegen, statt sie anzunehmen?

Ja, es war genau an diesem Punkt der Therapie, daß ich mich daran erinnerte, über diese Operationen gelesen und mir Fragen gestellt zu haben, die mich noch heute beschäftigen. Denn zweimal am Tag schluckte Marie ihre Pillen und nichts passierte, auch Wochen danach nicht. Gewiß habe ich damals nicht gedacht, daß ich ihr raten sollte, sich umzubringen. Viel eher konnte ich, wie diese Chirurgen mit ihren behandschuhten Händen, den nackten Schmerz nicht akzeptieren, konnte nicht aufhören zu schneiden und zu reinigen, wollte den Stein des Leidens entfernen, der manchmal mitten in unserem Leben liegt. Die moderne Medizin, zu der die Psychiatrie und die Psychologie gehören, kennzeichnet, wie der Kritiker David Morris schreibt, «eine prinzipiell antitragische Sicht des Lebens, sie könnte mit der Vorstellung permanenten Versagens einfach nicht weiterexistieren».

Aber so ging es uns, Marie und mir, wir waren keine Sieger. Zehn, elf, zwölf Wochen verstrichen, und das Prozac schlug – wie man so sagt – nicht an. Ich kam nach Hause und legte mich aufs Bett. Marie kam nach Hause und legte sich auf ihr Bett. Obwohl nicht ich es war, die Depressionen hatte, war ich erschöpft und hatte das Gefühl, am Ende meiner Kräfte angelangt zu sein. Ich schloß die Augen und ließ mich fallen. Am Ende des Lochs, jenseits der Reichweite von Skalpellen, liegt dieser unveränderbare Stein des Leidens. Ich konnte ihn im Halbschlaf sehen – tiefblau, korallenartig. Vielleicht war es nicht meine Aufgabe, ihn zu entfernen, vielleicht sollte ich seine Bedeutung für ihr Leben klarer herausarbeiten. Konnte ich mich als moderner «Helfer», als «Ärztin» begreifen, wenn ich der nervenaufreibenden Macht des

Schmerzes nachgab, statt über ihn zu triumphieren? In den Fluchten der modernen Kliniken gibt es kaum Raum für solche Gedanken. Ich dachte aber so. Ich sah wieder das Loch im Schädel jenes Mannes, sah, wie die Flüssigkeit überschwappte und wie die Schwester sie wegwischte. Vielleicht hätten sie sie in ihren gewölbten Händen auffangen und an ihre Lippen führen sollen, hätten von der Erinnerung an den ersten Schrei kosten sollen, mit dem wir auf die Welt kommen, eine salzige Nervenzelle, ein ganzes Netzwerk von Nerven, deren Funktion es ist, uns Genuß, aber auch Schmerzen zu bereiten, ohne die wir nicht sind, was wir sind – menschlich.

So begann ich langsam, da ich Marie kannte, mich mit dem Gedanken vertraut zu machen, im Inneren des Schmerzes zu bleiben und nicht ständig zu versuchen, aus ihm auszusteigen. Verstehen Sie mich nicht falsch. Ich meine damit nicht, daß ich es lernte, den Schmerz zu umarmen, dessen Kochen mich ängstigt, weil er die Haut seiner Opfer verbrüht. Ich meine auch nicht, wie es in der Sprache der New-Age-Anhänger heißt, den Schmerz zu akzeptieren, denn Akzeptanz ist ein viel zu weiches Wort, und ich bezweifle sehr, daß es viele Menschen gibt, die entspannt und nachgiebig im Schoß des Schmerzes liegen. Was ich sagen will, ist folgendes: Ich lernte ganz einfach, in dieser hochtechnisierten Welt, in der neue Behandlungsmethoden uns täglich angepriesen werden, zuzugeben, daß es Schmerz gab, ich lernte es, in seiner geheimnisvollen Gegenwart stillzuhalten und mich hilflos zu fühlen.

Ich gab auf. Keine Interventionen mehr. Keine aufschlußreichen Beobachtungen und keine radikalen Rekonstruktionsversuche mehr. Unsere Sitzungen nahmen in den folgenden Tagen eine etwas andere Richtung. «Vielleicht», sagte ich zu Marie, nachdem der Psychiater das Prozac abgesetzt hatte, «werden Sie Ihre Depressionen nicht überwinden. Vielleicht müssen Sie ... lernen, damit zu leben.»

Diese Worte drückten mir die Kehle zu. Ich fühlte mich, als ob ich einen Verrat begangen hätte, und mir fiel wieder David Morris ein:

«Unsere Kultur lehrt uns, dem Schmerz mit Schweigen und Verdrängung zu begegnen. Die heutigen Amerikaner gehören vermutlich zur ersten Generation auf dieser Erde, die glaubt, daß Schmerzfreiheit ihnen verfassungsmäßig zusteht. Schmerz ist skandalös.»

«Und was heißt das?» fragte Marie.

Ich wußte es nicht. Wir saßen da und überlegten, und es war, als ob ein Seil zwischen uns gespannt würde. Kein Rettungsseil, das ich ihr ausgeworfen hatte, sondern die bloßliegende Sehne, die Menschen in dem Augenblick verbindet, in dem sie beide bereit sind, in eine Wunde hineinzugehen – es wächst eine Vertrautheit, wenn sie dort runtergehen, vorbei an Impulsen und Neuronen und blankpolierten Knochen. Und an diesem unbekannten Ort warten sie, zusammen, und halten sich an den Händen.

Die Jahreszeiten wechselten. Als Ostern vor der Tür stand, wußten wir etwas genauer, auf was wir uns konzentrieren wollten. Wir hörten damit auf, über Möglichkeiten zu sprechen, wie die Depression zu besiegen sei, und erforschten statt dessen die Alternative, wie es Marie gelingen könnte, sie als einen wesentlichen Teil von sich selbst zu erkennen. Jung sagte einmal, daß es bei der Therapie entscheidend darauf ankommt, das zu werden, was man im Grunde bereits ist, daß Therapie heiße, das auszuformen, was in unserem Inneren schlummert, seit dem Tag unserer Geburt oder schon zuvor, seit dem Moment, in dem Samen und Eizelle miteinander verschmelzen und sich zu neuen Zellen teilen. Ich kann keineswegs behaupten, daß Marie von dem neuen Weg, den wir einschlugen, begeistert war, aber irgendwie hatten wir das Gefühl, in eine richtige Richtung zu gehen, als entwickelten wir einen gemeinsamen Rhythmus. Und doch fragte ich mich, was für ein Rhythmus das war. In welchem Stück waren wir? Marie verbrachte auf jeden Fall weiterhin Tage, die im Schmerz verschwammen, und wenn es so etwas wie Auferstehung, ein Crescendo in dieser Sache gibt, dann kommt das genauso stark aus meinem Bedürfnis, eine Geschichte des Fortschritts zu erzählen – denn was ist Therapie im Grunde anderes als eine Geschichte des Fortschritts? –, wie aus Maries Erfahrungen.

Aber vielleicht, nur vielleicht, sollten wir damit aufhören, Therapie als eine Geschichte zu sehen, die sich immer weiter entwickelt. Eine solche Geschichte könnte den Menschen schaden, die sich als Versager fühlen in einem Milieu, das die Erwartung, daß man gesund wird, so klar vorgibt. Vielleicht ist es nicht so sehr Aufgabe des Therapeuten, den Menschen wachsen zu helfen, als zu helfen, etwas abzuwerfen, das Gestein ihrer Seelen so lange zu bearbeiten, bis die ursprünglichen Knoten und Stachel auftauchen. Statt in Kategorien von Entwicklung zu denken, sollten wir vielleicht eher an Häutungen denken, und das Polster des Selbst dünner und dünner werden lassen, bis das wahre Skelett zu sehen ist. Aber wer sagt, wer hat je gesagt, daß wir ein Skelett feiern wollen? Wer sagt, daß uns das erlösen wird?

Denn Marie redete immer noch mit schleppender Stimme, bewegte sich langsam. Trotzdem meinte ich, eine Art Aufmerksamkeit darin zu erkennen, wie sie sich in ihrem Sitz nach vorne beugte, so als ob unsere Gespräche jetzt den Puls ihres Lebens berührten. Sie «unterwarf» sich nicht mehr meinen Interventionen, legte nicht nur gewissenhaft die Fakten ihrer Kindheit bloß, sondern ging mit mir zusammen in ihr Innerstes hinein. Oder vielleicht sollte ich sagen, daß ich mit ihr ging, denn ich war es jetzt, die etwas über Schmerz lernte. Sie war es, die in ihm lebte.

Wenn wir aus dem Fenster meines Büros nach außen schauten, sahen wir den Regen, der silbern im Licht einer Straßenlampe glitzerte. Wir sahen den zerbrechlichen Heiligenschein. Schwarze Regenschirme waren so glatt wie die Felle von Robben. Ich achtete im Laufe der Therapie mehr und mehr auf die kleinen Dinge, und zu manchen Zeiten war mein Sehvermögen so durchdringend, daß die Dinge sich veränderten. Zum Beispiel der helle Flaum im Nacken meines Liebsten, der sich zu einem tiefen Gold verwandelte, zu einem Feld weichen Sommerweizens. Ich überlegte mir, ob ich etwas von Maries Glücksmomenten übernommen hatte, etwas von ihren gelegentlichen Freudenanfällen. Ich überlegte, ob sie mir bei unserer Reise in die Wunde unabsichtlich einen Ort der klaren Farben und außergewöhnlichen Ansichten gezeigt hatte.

Während dieser Sitzungen sprachen wir darüber, wie Menschen es im Laufe der Geschichte geschafft hatten, einen Sinn in ihrem Leid zu finden. Wir sprachen über die alten Mythen der Navajo-Indianer, in denen sich die Knochen der Toten erhoben und Männer als schwarze Vögel zurückkehrten.

«Und wie ist das mit diesen Heiligen?» fragte Marie. «Dieser Sebastian zum Beispiel. Was, glauben Sie, hat er wirklich gesehen, als er von den Pfeilen durchbohrt wurde?»

«Also ich weiß nicht. Engel vielleicht? Sonnenlicht?»

Da lächelte Marie. «Computer», sagte sie. «Diese kleinen Siliciumplättchen, und wie sie alle zusammenpassen, wenn man einen guten Tag hat.»

«Haben Sie sich jemals überlegt», fragte ich, «ob es nicht gerade Ihre Depression ist, die Ihnen diese großartigen Momente verschafft? Ich meine, vielleicht ist das eines der Dinge, die der Schmerz für Sie tut, daß er Ihre Wahrnehmungsfähigkeit schärft.»

«Vielleicht», sagte Marie.

Ich nickte.

«Aber Jesus und Maria.» Sie funkelte mich an. «Das wäre ein verdammt hoher Preis für ein paar gute Momente.»

«Trotzdem haben diese Momente Sie am Leben gehalten, oder nicht?» Ich erinnerte sie daran, was sie mir im Krankenhaus über die Gründe erzählt hatte, sich gegen den Selbstmord zu entscheiden.

Marie machte eine Pause. «Es ist schon unglaublich», sagte sie, «was für ein Narr ich bin, daß ich das Tag für Tag, Monat für Monat aushalte und nur darauf warte, daß irgendwann einmal ein wenig die Sonne durchkommt.»

In ihrer Stimme lag Ärger, sogar Zorn, und dieser Zorn sagte mir, daß Marie eine Frau mit einer großen Glaubenskraft war, und dieser Glaube gründete sich auf Sequenzen von ein paar Sekunden, die unweigerlich vergingen. Sie stand Monate, Jahre des Schmerzes durch in der Hoffnung, daß sie diese kurzen Befreiungen wieder erleben würde, in der die Welt zu leuchten begann. Obwohl wir üblicherweise die Fähigkeit zu glauben in höchsten Tönen preisen, wurde mir klar, wie grausam es wäre, sie zu erzwingen, wie nahezu pathologisch diese Momente der Freude sind. Sie verankern uns auf einer Erde, die wir kaum genießen können.

Ich sah mir Marie genau an. Meine Marie. Wir hatten überhaupt keine Antworten gefunden, aber wir waren auf Fragen gestoßen, die wir zusammen stellen konnten. Und die Fragen schienen so gewichtig zu sein – was ist der Sinn meiner Wunde? Und wie sie an den schmerzlichsten Orten umherging und Fragen stellte, schien sie mir so tapfer, daß ich, sie beobachtend, wieder und wieder erfuhr, was es heißt, ein Mensch zu sein.

Und vielleicht heißt es gerade das, vielleicht heißt es, daß man hinunterschaut, tief hinunter, bis man einen nackten Knöchel sieht, aus dem ein Hügel violettes Fleisch wächst, ein Klumpen, in dem ein schreckliches Herz schlägt und den man trotzdem berühren will. Vielleicht heißt es, daß sich das Schweigen ausbreitet, um neue Töne zu gebären, und du das Weinen der Fische, das Schluchzen in den Tiefen des Meeres hörst. Als Kind zog ich, nachdem meine Eltern weggegangen waren, in ein Haus mit einem Garten dahinter. Dort stand ein alter Baum mit einem gähnenden Loch im Stamm. Tagsüber ging ich hinaus und starrte in den Stamm, starrte in das moosige Loch, wie Chirurgen in den Kopf eines todgeweihten Menschen starren. Mensch sein heißt vielleicht, in Löcher zu starren und daran zu glauben, daß es auf dem Grund des Loches Leben gibt. So schaute ich hindurch, genau in den Torso des Baumes, obwohl ich mich vor dem Geruch des toten Holzes und den weißglänzenden Körpern der Termiten ekelte und mich abwenden wollte. Ich tat es nicht. Statt dessen starrte ich, ein wenig wie meine Marie, fast zwanghaft über das Moos und die umherkrabbelnden Insekten hinweg in das Herz der Verwesung, wo sich, tief im Inneren der Eiche, stehendes Wasser angesammelt hatte. Wo Würmer zusammengerollt in stinkendem Schlamm lagen. Wo Kröten lebten, eine ganze Ansammlung von Kröten, die mich zwinkernd ansahen, zwölf Paar goldene Augen, zwölf krächzende Kehlen. Ja. Zwölf Paar goldene Augen, das Aufblitzen von etwas Wunderschönem, das mich, uns – Narren? – am Haken der Hoffnung hielt, noch.

**Ein großer Wind**  Hinter der Station liegt ein Garten. Dort wachsen winzige rosa Rosen, Krokusse und jeden Sommer saftigrote Tomaten und silbrige Maisstengel. In den anderthalb Jahren, die ich inzwischen hier arbeite, ist der Garten für mich ein Gradmesser für den Fortschritt geworden, den die Männer machen. Ich habe ein eigenes kleines System entworfen, ein System, das sich natürlich von den professionellen Kurven und Tabellen unterscheidet, die in der Psychiatrie zur Messung der Krankheitsverläufe benutzt werden. Wenn ich einen Mann beobachte, wie er sich nach vorne beugt und vorsichtig einen Dorn befühlt, denke ich, daß sich der flache Firnis seiner Psychose vielleicht verliert und die Welt mit all ihren Ecken und Kanten wieder für ihn auftaucht. Wenn ich einen Patienten sehe, wie er zwanghaft eine Traube von Beeren befingert, die wie winzige Blutstropfen in der Luft schwimmen, bekomme ich ein ungutes Gefühl und mache mir Sorgen über die Gewalttätigkeit, die manchmal mit dem Wahnsinn einhergeht. Ich bin zu dem Schluß gekommen, daß es ein gutes Zeichen ist, wenn sie an etwas riechen, noch besser ist, wenn sie etwas kosten, aber wenn sie etwas berühren, kann das alles bedeuten. Wenn sie Farben erwähnen, freut mich das, so wie gestern, als Moxi verkündete, daß er das «grünende Gras» möge. Und dann gibt es die Männer, die überhaupt keine Farben wahrzunehmen scheinen und die, wenn man sie in den Garten führt, stolpernd und unbeholfen herumgehen, und ich bin der Meinung, daß das eine schlechte Prognose anzeigt.

Von allen Patienten der Abteilung zeigen sich die Katatoniker dem Garten gegenüber am stärksten immun. Und obwohl einige Lehrbücher behaupten, daß Katatonie – die heutzutage nur sehr selten auftritt – eine weniger schwere Form der Schizophrenie sei als andere, kann ich dem nicht zustimmen. Manchmal habe ich die Männer in meiner Gruppe gebeten, das knospende Grün im Garten hinten zu malen, aber die Katatoniker brachten das einfach nicht zustande. Wir hatten einmal einen katatonischen Patienten, der nur zwei Monate auf der Abteilung blieb. Er hieß Harold. Aus einer Palette leuchtender Wachskreiden, die wir ihm gaben, um die blühenden Büsche und Blumen zu malen, wählte er nur Weiß. Das Papier war weiß, die Wachskreide war weiß und das fertige Bild war unsichtbar, mit Ausnahme einiger traurig glänzender mysteriöser weißer Krakelstriche. Vier Tage später erstickte Harold in einem Stupor fast an seinem eigenen Erbrochenen und mußte in ein Krankenhaus eingeliefert werden.

Katatonie ist deswegen so gespenstisch, weil sie heftig mit den Bildern des Todes flirtet. Tomographische Aufnahmen der Gehirne von Katatonikern zeigen schwere Schäden, die Nervenzellen ausgedünnt, und die Gebiete, die eigentlich reich an nährender, stützender Neuroglia sein sollten, sind ausgehungert nackt und braun. Fallstudien von Katatonikern mit solchen Gehirnen beschreiben Patienten, die jahrelang in der gleichen Haltung verdreht verharren und mit verkrampften, steifen Körpern in einem dunklen, übelriechenden Raum vor sich hin vegetieren, während jenseits der geschlossenen Vorhänge die Erde Blumen nach oben pumpt und dann die Stengel zum Sterben wieder in sich zurücksaugt. Zu anderen Zeiten ist Katatonie weniger dramatisch. Sogar jemand, der umhergeht und spricht, kann Anzeichen der Krankheit zeigen – im verlangsamten Sprechen oder sinnlosen, immer wiederholten Bewegungen, in einer Leere der Augen. Vereinfacht gesagt ist ein Katatoniker ein Mensch, der nicht auf seine Umgebung reagiert, und da diese Reaktionslosigkeit dauerhaft ist, hat sie Folgen. Neuropsychologen haben entdeckt, daß eine der Folgen manchmal eine Verfassung ist, die man «Agraphästhesie» nennt, was bedeutet, daß man einem Katatoniker eine Zahl oder einen Buchstaben auf die Haut schreiben kann, ohne daß er zu erkennen vermag, ob es sich um eine runde 8, ein aufrechtes A oder um die winzige Teetasse eines kleinen u handelt. Seine Haut ist nicht, wie eine gute Haut sein sollte: ein Schwamm. Sie nimmt die Welt nicht auf, sie liest durch die Poren nicht die Kurven und Texturen, die die Geschichten unseres Lebens gestalten.

Von allen Schizophrenen, mit denen ich gearbeitet habe, rührte mich Oscar DiBenedetto gerade durch seine Stummheit am meisten. Er ist der einundvierzigjährige Mann mit dem Schnurrbart, der, der Albinos liebt und leere Schädel zeichnet. Er ist ein Koloß aus Fett. Unabhängig vom Wetter besteht Oscar häufig darauf, eine wollene Mütze, wollene Handschuhe und um den Hals einen Schal zu tragen. Schwarze borstige Haare wachsen ihm aus Nase und Ohren, und sein pockennarbiges Gesicht glänzt in der Hitze des Sommers, der Schweiß läuft ihm übers Kinn, und seine Wollsachen werden von der Feuchtigkeit dunkel. Oscars Diagnose lautete, unter vielen anderen Dingen, katatone Schizophrenie. So sitzt er, wenn es ihm besonders schlecht geht, über Tage dumpf und erstarrt auf einem Stuhl oder auf seinem Bett und starrt zwanghaft auf die Welt, schnalzt mit der Zunge und reagiert auf nichts um sich herum. Wenn es ihm gutgeht, ist Oscar stumpfsinnig und langsam, und dazwischen ist er außer sich wegen den schrecklichsten Halluzinationen, von denen ich je gehört habe.

Da sich Oscar so wenig bewegt, und wenn überhaupt, dann nur, um zu essen, ist sein Gewicht ein großes Problem. Auch sein Geruch. Das Pflegepersonal verzweifelt fast daran, Oscar so weit zu bekommen, jemals von sich aus zu baden oder ein paar Pfund abzunehmen. In den anderthalb Jahren, die ich jetzt hier bin, sind bereits fünf Stühle unter ihm zusammengebrochen, und niemand kann Essensreste im Kühlschrank lassen, da Oscar alles verschlingt, wenn er nicht gerade in einer seiner Abwesenheiten versinkt. Man hat ihn schon nachts um zwei erwischt, wie er im Licht des offenen Kühlschranks stand und die Teller mit den Fingern leerte. Bei einem Nachtdienst entdeckte ich Oscar – es war ein gespenstischer Anblick, wie dieser unglaublich fette Mann da im Dunkeln stand, mit Hut und Ohrenschützern, und ihm gedünstete Leber von den Lippen hing.

«Oscar, was tun Sie da?» fragte ich.

Er drehte sich herum und zuckte mit den Schultern. «Essen.»

«Um drei Uhr morgens?»

Oscar blickte zur Küchenuhr, einer leuchtenden Scheibe, deren Sekundenzeiger sich geräuschlos im Kreise drehte. «Es ist nicht drei Uhr», sagte er schließlich. «Es ist zwei Uhr fünfundvierzig.»

«Also, warum gehen Sie nicht wieder ins Bett?» schlug ich vor.

«Ja, Bett», sagte Oscar, «mein Bett.» Und dann schlurfte er davon, ließ den Kühlschrank weit offen stehen und das Büffet mit Essen bedeckt hinter sich. Ich trat näher, um mir das mitternächtliche Mahl anzuschauen, als ob ich vielleicht in den übriggebliebenen Krümeln und Farben einen Hinweis auf diesen Mann finden könnte, auf die Hitze und die drängenden Bedürfnisse hinter seiner verglasten Flachheit. Es gab nicht viel zu sehen. Auf dem Büffet stand ein Teller mit geliertem Bratensaft, das Kerngehäuse einer Frucht lag daneben, und die blankgenagten Knochen von Schweinerippchen waren so glatt wie der Schlaf.

Es ist kein eigentlicher Schlaf, in was Katatoniker versinken, wenn sie völlig verstummen, sondern eher eine Abwesenheit, die von Angst herrührt. Experimente haben erwiesen, daß wir Menschen nicht die einzigen Tiere sind, die katatonisch werden können, in das verfallen, was manchmal Totstellreflex genannt wird. Wenn man einen Alligator auf den Rücken dreht, wird sein ganzer Körper schlaff. Bevor man sie schlachtet, verfallen Kaninchen, die an den Hinterläufen mit dem Kopf nach unten aufgehängt wurden, in einen Starrkrampf, als ob sie um ihren bevorstehenden Tod wüßten, als ob sie sehen könnten, wie sie später im Kühlraum einer Metzgerei am Haken hängen. Dieser Totstellreflex ist der letzte adaptive Mechanismus unter den Phasen, die Tiere durchlaufen, wenn sie ihren nahe bevorstehenden Tod spüren. Als erstes setzt der Fluchtinstinkt ein, die Tiere rennen davon, schreien, verstecken sich, und dann, zuletzt, ist da dieses Stillhalten, das so vollständig von ihnen Besitz ergreift, daß ihr Gehirn bis auf ein winziges rotes Flackern in den Hemisphären stillsteht. Dieses Flackern läßt das Herz weiterschlagen und die Temperatur des Bluts nicht absinken, aber das Netz von Nerven, das den Körper durchzieht, befindet sich in einer Art Traum. Es gibt keinen Schmerz mehr, wenn die Zähne zuschnappen oder sich die Schlinge zuzieht. In einem Experiment wurden Frösche in Anwesenheit eines Frettchens losgelassen. Das Frettchen streckte seinen spitzen Kopf vor und biß einem Frosch das Bein ab, einem anderen das Auge aus. Die Frösche erstarrten. Sie schienen nichts zu spüren. Das tröstet mich und macht mich zugleich eigenartig traurig. Ich weiß, daß den Schrecken der Welt Grenzen gesetzt sind. Ich weiß aber auch, daß unsere Körper uns manchmal verlassen, bevor wir sie verlassen haben.

In der natürlichen Welt der Wälder und Felder kann man Gefahren erkennen. Adler und Geier fliegen vor einem steinblauen Himmel. Wespen tragen einen paralysierenden Stoff in ihren Drüsen, den sie langsam einer hilflosen Zikade injizieren, während die frisch geschlüpften Wespenlarven die Zikade bei lebendigem Leib auffressen. Aber in Oscars Welt sind die Gefahren schwerer zu begreifen. Wir wissen nur, was er uns erzählen kann oder was unvollständige Akten uns berichten.

In den Akten steht, daß er das einzige Kind von Victoria und Cecil DiBenedetto ist, die sich scheiden ließen, als Oscar fünfzehn war. Cecil hatte Oscar, wie es aussieht, Nacht für Nacht mißbraucht, und als die Mutter dahinterkam, warf sie ihren Mann aus dem Haus. Als die Scheidungsverhandlungen bereits vier Monate lang liefen, stieß Victoria, als sie den Schrank ihres Mannes ausräumte, auf schwarze Filmrollen, die den Körper ihres Sohnes zeigten, nackt, verdreht, ausgestreckt und vergewaltigt. Pornographie, stundenlang nichts als Pornographie, die breiter werdende Brust und der stärker werdende Haarwuchs von der Kamera festgehalten. Es stellte sich später heraus, daß der Vater einem großen Ring in Revere angehörte, der sich auf Kinderpornographie spezialisiert hatte. Oscar hat nie darüber gesprochen, daß ihn sein Vater mißbrauchte, auch nicht über diese grausigen Filmaufnahmen, denen er zusammen mit fünfundzwanzig anderen Jungen ausgesetzt war. Er hat Vergewaltigung nie direkt erwähnt, nicht die surrenden Kameras und das Scheinwerferlicht, das seine Haut verbrannte. Er hat nie die gerüschte Unterwäsche erwähnt, die man ihn zu tragen zwang, noch je etwas darüber gesagt, wie sich die Reißverschlüsse anfühlten oder ein eingeölter Schwanz aussah. Wenn man ihn über diese Zeit in den sargartigen Kellergeschossen befragt, fängt er mit klappernden Zähnen an, vor und zurück zu schaukeln, oder er sagt etwas eigenartig Genaues und Poetisches wie an dem Nachmittag, als er zu mir hochschaute und schrie: «Es ist nie passiert. Es darf mir nichts ausmachen. Steck eine Münze in meinen Kopf, und die Ränder schneiden mich, sie schlitzen mir die Seele auf.»

Seine Seele ist wirklich in Stücke geschnitten, aber nicht

ganz. Seine Seele ist tot, rennt aber wie eine Tanzmaus in einem panischen Kreis, so schnell, daß man kaum nachkommt.

«Wie geht's Ihnen heute, Oscar?» fragte ich eines Montagmorgens, als ich zur Arbeit kam. Oscar saß im Aufenthaltsraum, sein Gesicht glänzte vor Schweiß, und seine Augen waren geschlossen.

«O Gott», sagte er. Er öffnete ein Auge und sah mich an. «O Gott», sagte er noch einmal und warf seine Fäuste in die Luft.

«Ist ja gut, Oscar», sagte ich. Ich setzte mich neben ihn. Ich wußte, was als nächstes kommen würde, hatte es schon oft gesehen, aber es regte mich noch immer jedesmal auf.

«Ist ja gut», wiederholte ich. Ich hätte ihm gern die Hand auf die Schulter gelegt, auf den verzweifelten Pulsschlag in seinem Hals, aber ich hatte Angst, daß er die Berührung mit Feuer, mit Dornen verwechseln könne.

«Nein nein nein nein. Es ist der Erfolg. Ich mach mir Sorgen um meine Mädchen. Meine Mädchen. Mikey hat sie genommen. Ich kann nicht wegen des Feuers.»

«Es gibt kein Feuer, Oscar. Sie sind hier im Aufenthaltsraum. Ich bin bei Ihnen.»

«Feuer und meine Pornostars schmelzen.» Er tat dann das, was er oft machte, wenn er sich aufregte. Er warf sich mit dem Rücken gegen die Wand und fing an, an seinen Fingern zu saugen, stärker und stärker, schneller und schneller. Es schien ihn diesmal nicht zu beruhigen. «Feuer Feuer Feuer», fing er an zu schreien. «Isabella riecht nach Samen, holt die Spangen.»

Wenn Oscar Halluzinationen hat, drehen sie sich immer um dasselbe: um Pornodarsteller, die in Flammen aufgehen oder Messer im Hals haben. Mädchen, die er lieben wollte, rieseln ihm als Asche von den Fingerspitzen.

«Die Königin von England», sagte er jetzt in einem spöttischen britischen Akzent. «Die Königin hat mir all meine Blow-Jobs gestohlen.» Er verstummte, zog an seinem Penis und grunzte. «Es verbrennt, verbrennt, verbrennt!» Oscar fing wieder an zu schreien. Seine Fäuste fuchtelten in der Luft. Er warf sich auf die Couch zurück und schlug seinen Kopf an die Wand.

«Sophie», rief ich. «Eddie.»

Als sie aber zu Hilfe kamen, war Oscar wieder stumm und erstarrt, die Augen vereist, die Fäuste wie mitten in der Luft erfroren. Sophie schaute mich an, zuckte mit den Schultern. Eddie verließ den Raum. Als ich wieder mit Oscar allein war, berührte ich ihn. Ich kniff ihn leicht. Keine Reaktion. Ich streckte meine Hand aus und zwickte ihn in die Unterlippe. Keine Reaktion. Ich hob meinen Arm und legte langsam meine Hand auf seinen Kopf, dorthin, wo bei einem Säugling die Fontanelle noch nicht zusammengewachsen ist. Ich hatte den Eindruck, daß ich es noch immer fühlen könne, das weiche Fleisch, über dem sich die Schädelknochen nie geschlossen hatten und ihn im Zustand der Ungeborenheit hielten, im Traumzustand, immer nahe am Koma.

Vor sechs Wochen mußten wir eine nächtliche Feuerwehrübung in der Klinik durchführen. Früher hatten diese Übungen tagsüber stattgefunden, und dem Personal war es gestattet, die Patienten aus dem Gebäude hinauszugeleiten. Aber eine neue Vorschrift erlaubt es in Massachusetts inzwischen nicht mehr, bei einer solchen Übung Hilfeleistungen in Anspruch zu nehmen, und verlangt, daß die Sirenen ausgelöst werden, wenn die Patienten schlafen, um für den Notfall ihre Reaktionszeit und Selbständigkeit zu testen.

Also schrillten eines Nachts, einige Monate nachdem Charles gestorben war, die Sirenen. Moxi, Robert, Lenny, Nick erhoben sich von ihren Betten, griffen sich ihre Decken, zogen sich ihre Morgenmäntel über und murrten unentwegt, während sie sich auf dem Gehsteig aufstellten. Der Himmel war wolkenlos, die dunkle Luft eisig kalt. Der Atem gefror den Männern vor dem Mund zu geisterhaften Schwaden. Die Nachtdienst-Crew kam aus dem Haus, zählte die Anwesenden durch, las die Stoppuhr ab. Sehr gut, nur drei Minuten, eine perfekte Demonstration dessen, was das Massachusetts Department of Mental Health einen «Überlebenstest» nennt.

«Eins ... zwei ... drei», zählten die Kollegen und hakten die einzelnen Patienten in ihren blauen Büchern ab. Die Männer froren, gähnten, lachten in sich hinein. Aber wo war Oscar? «Fünf ... sechs ... sieben», zählten sie weiter. «Elf ... zwölf ... drei–» Nein. Wo war Oscar? Sie schauten sich um.

Es war halb drei Uhr nachts. Die Sirenen heulten noch immer, schrillten durch die Nacht. Blaue und rote Lichter blinkten aus den Stationsfenstern. Auf der Straße weiter unten rief ein irritierter Nachbar: «Hört mit dem Scheiß auf!», und einer der Männer flüsterte quasi als Antwort: «Hört damit auf, uns zu bescheißen!» Wo war Oscar? Am Ende des Gehwegs bewegte sich ein Busch im Wind. Ed kroch darauf zu, schlug mit seiner Taschenlampe zwischen die Zweige. Oscar! Oscar? Kein Oscar. Die Männer drehten ihre Köpfe nach links, dann nach rechts. Einige starrten den Mond an.

«Ich geh mal rein», bot Jen an. Sie ging auf die roten und blauen Lichter zu. Sie stieg die Treppe zur Station hinauf, überprüfte die leeren Duschen und die Schränke. Die Station bebte unter dem Schrillen der Sirenen, und sie hielt sich die Ohren zu.

Sie fand Oscar, der noch Stunden zuvor wach und beweglich gewesen war, komatös unter seinen Decken liegen. Sein Gesicht war blaß und feucht, seine Augen halb geschlossen, zwei blaue Streifen zwischen Wimpernreihen. Als sie ihn berührte, bewegte er sich nicht, er war zu weit weg. Hatte er den

Feueralarm gehört und war in einen Stupor verfallen – weil niemand da war, der ihm beim Aufstehen helfen, ihn die dunklen Gänge hinunterbegleiten würde, in denen die Flammen seiner Halluzination flackerten und Stücke verbrannter Haut herumflogen? Oder war er aus einem anderen Grund katatonisch geworden? Wir wußten es nicht.

«Wenn er aber den ‹Überlebenstest› nicht besteht», sagte Karen Conners, die stellvertretende Direktorin, am Tag darauf, «läßt man ihn womöglich nicht hier und verlegt ihn irgendwohin, wo er stärker unter Aufsicht steht.»

Sie rief beim Department of Mental Health an und erklärte ihnen das Problem. «Also», sagte sie, als sie den Hörer auflegte. «Das DMH sagt, daß sie das exakt gleiche Problem mit einer ganzen Reihe von Patienten in anderen Kliniken hatten, von denen einige sehr stark sediert und einige zu sehr in ihren Psychosen verfangen waren. Wie auch immer», und Karen kicherte, «sie haben für diese Leute ein spezielles elektronisches Bett bauen lassen, das ihnen hilft, auf die Füße zu kommen, wenn ein Feuer ausbricht oder eine Feuerübung stattfindet.»

Sechs Tage später fuhr ein großer Lastwagen vor. Die Möbelpacker luden ein Bett aus, das sie die Treppen hinaufhievten und gegen das Bett austauschten, das Oscar bisher benutzt hatte. Dieses Bett war größer und massiver, und unter der Matratze befanden sich Drahtspiralen und eigenartige rote Stifte. Die Männer bohrten, brachten Haken an und schraubten, und eine Stunde später war das Problem gelöst.

Denn es war ein Spezialbett, das an die Alarmsirene angeschlossen war. Sobald der Feueralarm losging, fing das Bett an zu vibrieren und die gefühllose Haut des Psychotikers mit starken elektrischen Schüttelimpulsen zu traktieren. Die Vibrationen waren nicht sanft – keine schüchternen Berührungen oder irgendwas Verführerisches wie die «Magic-finger»-Matratzen in billigen Motels. Es waren eher magische

Fäuste, denn voll in Fahrt schüttelte, ruckte und bockte es wie ein halbwildes Pferd, das von einer Biene gestochen wurde. Es war ganz unmöglich, darauf liegen zu bleiben oder weiterzuschlafen; es war ein Bett, das Tote erweckte, und genau das war es, was wir brauchten.

Wir standen an der Tür zu Oscars Zimmer, als wir es ausprobierten. Oscar war nicht anwesend, er hatte die Station für eine ambulante Behandlung verlassen. Der Feueralarm ging los, die Matratze wand sich, bäumte sich auf; unter dem Baumwollbezug verborgene Scheiben stiegen nach oben und boxten, fuhren wieder nach unten, legten erneut los. Ich stellte mir Oscar in einem Ozean vor, sein massiger Körper wird winzig zwischen den riesigen Brechern um ihn herum, eine Welle packt ihn an seinem fetten Genick und wirft ihn an die lebenspendende Küste. Überlebend, immerhin. Er würde seine Augen öffnen und einen blauen Himmel sehen, und der Sand würde ihm wie körniges Glas in den Augenhöhlen reiben.

Das Land kommt für den Aufenthalt der Männer auf dieser Station drei, höchstens sieben Jahre auf. Irgendwie kam mir das sinnvoll vor, denn es dauert sieben Jahre, bis sich die Zellen eines Körpers erneuern und eine neue Haut gewachsen ist. Oscar ist allerdings schon neun Jahre hier, und es geht ihm nicht so gut, daß er woanders hingehen könnte.

Er hat Männer kommen und gehen sehen, war Zeuge von Beförderungen, Todesfällen und dem Wechsel von Personal. In der Zeit, die er als Patient hier verbracht hat, haben zwei Leiter das Haus verlassen, weil sie geheiratet haben, sind ehemalige Betreuer mit ihren Babys zu Besuch gekommen. «Glückwunsch», sagte Oscar zu seinem Mitpatienten Rich, als dieser seine Koffer packte und nach vier Jahren in eine Übergangseinrichtung wechselte und einen Job annahm. Oscar stand am Fenster und sah Rich nach, wie er den Gehweg hinunterstapfte und in die Stadt hinausging, einen Koffer in der Hand.

«Na, was halten Sie davon, daß Rich es geschafft hat?» fragten wir ihn.

«Gut für Rich», sagte Oscar und wandte sich ab.

Das Personal hält Oscar für den verwirrtesten und am stärksten unter Wahnvorstellungen leidenden Patienten auf der Abteilung. Wenn er spricht, gibt er eigentlich nur ein Grunzen von sich. Er raucht vier Packungen Zigaretten am Tag, und wenn er nicht raucht, liegt er am liebsten in einer Ecke. Viele Männer lernen es nach einer gewissen Zeit, ihre Krankheit so in den Griff zu bekommen, daß sie einen Job in einer behüteten Werkstatt annehmen können, aber nicht Oscar. Wenn er nicht verrücktes Zeug schwatzt, verharrt er für Stunden oder sogar Tage in einer verkrampften Haltung. «Ich habe das Gefühl, daß ich mich nicht bewegen kann», sagte Oscar einmal zu mir, als er seine Katatonie zu erklären versuchte. «Ich möchte mich bewegen, aber überall gibt es Blockaden. Die Luft hat Löcher, und meine Muskeln bringen mich um. Ich habe den Eindruck, wenn ich nur einen Schritt mache, bin ich verloren.»

Ein anderes Mal sagte er in einem erstaunlichen Anfall von geistiger Klarheit: «Ich weiß, daß ich geisteskrank bin, aber das heißt nicht, daß ich nicht eines Tages wieder arbeiten will. Ich will das. Ich möchte in einer Garage arbeiten, ich hätte gern mit Autos zu tun.» Er verstummte, steckte einen Finger ins Ohr und wischte das rötliche Ohrenschmalz an seiner Hose ab. «Außerdem», sagte er, «wär's mir ganz recht, wenn jemand verstehen würde, was in mir vorgeht, warum es mir so schwerfällt, so was ähnliches wie am Leben zu sein.» Er blickte an die Decke, fuhr sich mit der Zunge über die Zähne. «Statt dessen», fuhr er fort und schüttelte den Kopf, «red ich einfach nur immer mehr mit mir selbst.»

Und es stimmt, was Oscar sagt. Er ist weit von der Welt weggeschwommen. Während man sich bei den anderen Patienten als Therapieziel vornimmt, sie nach und nach in einen Teilzeitjob zu integrieren, sieht es bei Oscar so aus, als könne man höchstens hoffen, daß er einige alltägliche Verrichtungen erlernt. Er muß diese Dinge lernen, da er ein so extremes Übergewicht hat, sich nicht wäscht und fast jede Nacht ins Bett näßt. Manchmal defäkiert er auch. Die Abteilung stinkt nach Urin und Lysol. Jeden Morgen wird ein Bündel durchnäßter Laken in die Wäscherei gegeben. Ich möchte nicht wissen, was die Leute dort denken, wenn sie jeden Morgen diesen nassen Haufen geliefert bekommen, der zu groß ist, als daß er von einem Baby stammen könnte, und zu stark riecht, als daß er einem ganz alten Menschen gehörte. Gerne male ich mir aus, wie sie in der Wäscherei die Laken auseinanderfalten und spülen, dann mit Waschpulver bestäuben, das sich in Tausende von schimmernde Seifenblasen auflöst, wie quecksilberfarbene Perlen. Die Seifenblasen tanzen und schäumen, opalisieren im Licht, zerplatzen und bilden sich neu. Weit weg von all dem, in seinem Stupor, ein Bein starr in die Luft gestreckt, spürt Oscar, wie man ihn säubert, massiert, wie die seidigen Seifenblasen auf seiner Haut größer werden. Er grinst, kichert, ein tröstlicher Moment.

Aber diese Momente des Trosts sind kurz. «Jen», sagt er, als er eines Morgens, gerade zu Beginn unserer Besprechung, ins Büro kommt. Er stinkt. Er reibt sich ein verkrustetes Auge mit der Faust. «Hi, ihr», sagt er und schaut an die Decke. «Jen, ich hab ein Problem.»

«Ja, Oscar?»

Karen legt ihren Bleistift auf den Tisch und schaut hoch. Dasselbe machen Eddie, Sophie und ich.

«Also», sagt er, «ich hab versucht, mich abzuwischen, aber ich hab nicht alles weggekriegt. Hab nicht alles weggekriegt. Hab nicht alles –»

«Ja, Oscar?» sagt Jen noch einmal ein wenig lauter. Sie ist noch sehr jung, frisch von der Universität, mit heller Haut und einem wunderschönen Schmollmund.

Oscar kommt jetzt direkt auf sie zu, wuchtet sich neben sie und wiederholt, «Hab nicht alles weggekriegt, hab nicht alles weggekriegt, Sie wissen schon, was ich meine.»

Ihr fataler Fehler ist, daß sie das sagt, was vermutlich allen jungen Psychologiestudenten eingetrichtert wurde. «Nein, Oscar, was meinen Sie?»

«Also, ich will sagen», sagt er, und seine Stimme bekommt einen scharfen herausfordernden Ton, «ich will sagen, ich hab nicht alles weggekriegt. Die Scheiße. Ich hab Scheiße am Arsch, und es fühlt sich an wie Kiesel. Ich hab nicht alles weggekriegt. Hier», sagt er und läßt in einer schnellen Bewegung seine Hosen fallen, so daß sein riesiges nacktes Hinterteil vor uns aufragt. Jen fährt zurück.

«Oscar», sagt Karen und stolpert nach vorn, aber Oscar ist nicht zu bremsen, er ist auf einem dieser zwanghaften Wiederholungstrips, die Psychologen «Perseveration» nennen. «Also, wenn ich mich hinsetze», sagt er, «stinkt das Kissen. Es riecht nach Hundescheiße.»

Eddie ist inzwischen auch aufgestanden, und Karen und er eskortieren Oscar mit seinem entblößten Hinterteil aus dem Büro. Jen, Sophie und ich sitzen da und schweigen im Licht des Morgens. Jens Gesicht glüht, an ihren Ohren könnte man sich vermutlich verbrennen. «Du meine Güte», sagt Sophie und fängt an zu lachen.

«Oscar mit nacktem Hintern, ein Alptraum», sagt Jen und fängt auch an zu lachen. Aber ich habe den Eindruck, daß Tränen in ihren Augen stehen – daß ich Demütigung sehe, Angst.

«Wow.» Ich fange ebenfalls an zu kichern, aber es klingt falsch, es bleibt mir wie Käfer in der rohen Kehle stecken. Wir sind alle beschämt worden, wir können die beiden mondartigen Hinterbacken dieses Mannes nicht einfach aus unserem Gedächtnis verbannen, auch nicht die Art, wie er uns seinen Körper aufgedrängt und uns mit seinem Fleisch konfrontiert hat. Manchmal ist das so, wenn man mit schwer psychisch Kranken arbeitet. Sie zwingen dich dazu, Dinge zu sehen und zu sagen, die du lieber nicht sehen oder sagen würdest. Oscar, mit seinem Fett, seinem Schweiß und seiner Pisse, weist uns auf unsere eigenen Körper zurück. Eben jetzt brenne ich vor Scham.

Und noch etwas. In der letzten Zeit, seit ich Oscar kennengelernt habe, seit ich auf dieser Abteilung arbeite, wache ich mitten in der Nacht auf und bin hellwach. Ich sehe Oscar nicht nur, wie er im Sog des Wahnsinns herumwirbelt, ich sehe ihn, wie er versteinert dasteht. Seine Augen treten aus den Höhlen. Der Feueralarm geht los, und er kann ihn nicht hören. Die Straßen dort, wo ich wohne, sind ruhig, und ich kann ins Haus einer Nachbarin schauen, das Fenster ist durch ein Aquarium grün erleuchtet, ein Unterwassergarten, in dem Anemonen wachsen und sich öffnen. Ich gehe auf das Aquarium zu, sehne mich nach dem glatten Puls der Fische, nach der filzigen Nässe der Algen. Ich wache auf und fühle nichts. Hysterie, denke ich. Mein Arm ist eingeschlafen. Meine Lippen sind kalt wie Schnee. Ich sehe Oscar, hinter Scheiben eingeglast, seine Verrücktheit erstirbt im Schweigen. Auch wenn er sich bewegt, kann man ihn nicht erreichen. Ich rufe nach meinem Liebsten, der neben mir schläft. Lieb mich, sage ich manchmal. Er dringt in mich ein, aber wenn ich an Oscar denke, fühlt es sich wie Sand an, Glaskörner, die mir weh tun. Es ist nichts, ein Knochen so weich wie der Schlaf.

Es ist nicht das erste Mal, daß ich diese Art von Gefühllosigkeit erlebe. Schon als kleines Mädchen haben sie mich immer wieder überfallen, diese Momente, in denen die Welt von mir abfällt und die Möglichkeit, Verbindung aufzunehmen, verschwindet. Ich erinnere mich an eine bestimmte Stelle bei Virginia Woolf, wo sie von dem Schock spricht, wenn sich die Welt zurückzieht und du den Schrecken siehst oder gar nichts. Und ich weiß, daß Oscar diese Momente wieder und wieder erlebt. Oscar zu kennen bedeutet, erst auf die Scham, dann auf die Leere zurückgeworfen zu sein. Jedesmal, wenn ich das Gesicht dieses fetten Mannes sehe, ist das eine Erinnerung daran, daß Nichtsein genau so in uns ist wie Sein. Jeder Herzschlag findet sein Gegenstück, den Ton, der wegschnappt, Blut, das verdampft. Hinter jeder Gegenwart lauert das Nichts. Verlust, Verlust, seufzt die Kreatur.

Im großen und ganzen zieht die Menschheit den Schmerz dem Nichts vor. Vielleicht geht es uns, und besonders den Männern in der Abteilung, deshalb besser, wenn Oscar verrückte Reden schwingt und nicht katatonisch ist. Denn wenn Oscar seine Verrücktheiten von sich gibt, weiß man zumindest, daß er am Leben ist. Er schwitzt und pinkelt, saugt an seinen Fingern und schreit irgend etwas über Feuer in der Gegend herum, aber zu anderen Zeiten ist er so still, so lautlos wie die unhörbaren Schreie von Tieren, deren Frequenzen für das menschliche Ohr zu hoch sind und zu schmerzvoll wären. In solchen Zeiten hockt Oscar mitten im Aufenthaltsraum, einen Arm hochgestreckt, oder kauert, was noch schlimmer ist, auf allen vieren in einer Art rigor mortis auf dem Boden. Ich erinnere mich daran, was er mir einmal gesagt hat, daß «es zu weh tut, sich zu bewegen, weil zu viel passiert. Zu viel erreicht einen.» Ist die Katatonie vielleicht nicht nur eine Reaktion auf Angst, sondern auch auf eine extreme Sensibilität? Spürt Oscar, wenn er dort kniet, die langsame Umdrehung der Erde, ein seismisches Beben, das sich unter der meilendicken muskulären Masse regt? Kann er spüren, wie sich vergrabene Knochen auflösen, wie auf dem nächsten Friedhof ein Körper von Käfern aufgefressen wird? Wird er so sehr von allem berührt, daß er seine psychische Haut abgestreift hat, durch die wir die bewohnbare Welt in uns aufnehmen? Für Oscar ist diese Welt nicht bewohnbar. Und das macht die anderen Patienten wütend. Wenn er wie im Stupor herumsitzt oder herumsteht, gehen sie unruhig auf und ab und murmeln irgend etwas. Ein Patient namens Nick kommt in den Aufenthaltsraum und gibt dem komatösen Oscar einen Tritt in den Hintern. «Wach auf, du Irrer», faucht er. Er steht mit gekreuzten Armen da, und als er keine Antwort bekommt, tritt er ihn noch einmal. Dann verläßt er den Raum. «Ist ja sinnlos, Fernsehen zu schauen», brummt er, «solange dieser Irre da ist, sehe ich ja doch nur ihn.»

Stille hat einen Ton, der nur ihr gehört, und die Todeshaltung, die scheinbar den Körper zum Verschwinden bringen soll, ist in Wirklichkeit ihr genaues Gegenteil, ein Blühen, das wir nicht ignorieren können. «Beweg dich, verdammt noch mal», fleht Robert, tanzt um den träumenden Oscar herum und kneift ihn in den Bauch oder in den Nacken. Lenny kommt herein, schleicht auf ihn zu. «Ahhh, Oscar», beklagt er sich, «ahh, Oscar, verschwinde, verschwinde!» Er streckt einen langen Finger aus, zieht ein geschwollenes Augenlid hoch, starrt hinein. Ich wüßte gern, ob er sich selbst darin sieht, ob er sieht, wie weit er hineinsinken kann; ich wüßte gern, ob er deshalb schaudert und weggeht. Joseph, der von Worten besessen ist, geht auf Oscar zu und schreibt ärgerlich auf ihm, drückt seinen Bleistift hart in die Fleischmassen seiner Wangen, und was er schreibt, ist krakelig, unlesbar, sieht aus wie ein Gespinst von Adern, ein Wunsch, den Körper zurückzubringen.

Nur Moxi, dem es seit ein paar Monaten so viel besser geht, scheint einen ruhigen Glauben zu haben, der es Oscar erlaubt, ungestört durch die komatösen Tage zu schwimmen. Nie werde ich Moxi vergessen, wie er sich neben Oscar stellt und dem fetten Mann ins Ohr bläst. Jedesmal, wenn Oscar in einen Stupor verfällt, spitzt Moxi seine Lippen und bläst und singt leise auf vietnamesisch. Dann kniet er sich hin, hebt Oscars Hemd hoch, nimmt den enormen Bauch zwischen seine beiden braunen Hände, preßt sein Ohr an den Nabel und lauscht. Moxi schließt seine Augen, lächelt und tätschelt immer wieder den Bauch. Vielleicht ist das ein östliches Heilungsritual, oder vielleicht glaubt Moxi, ein tiefgläubiger Mann, daß ein Baby in dem Bauch ist. «Es ist etwas drin», flüstert er. «Das muß ich glauben. Ich werde sie nie vergessen. Ein großer Wind. Ein Herz.»

«Ein großer Wind», sage ich manchmal zu Oscar, wenn ich versuche, ihn aufzuwecken. «Ein Herz.» Er bewegt sich nicht. Er hört nichts. Sie – wir – sind vergessen.

Und dann kommt der Frühling, der Schnee schmilzt, und die Bäume haben ein zartes, nasses Aussehen. Der Rasen draußen nimmt ein lebhaftes Grün an, wie ein Traum aus einer ursprünglicheren Welt, und wenn wir aus dem Fenster schauen, können wir uns fast eine Schlange unter den Halmen vorstellen. Die Männer sind unruhig. Joseph schreibt sinnlose Gedichte an die Wände, und Nick versorgt sich aus dem Behälter, der auf dem Fernseher steht, mit so vielen Kondomen, daß sich seine Taschen wölben.

Die Männer nörgeln, beklagen sich über das Essen, dessen Portionen sie plötzlich zu klein finden. Sogar Oscar beteiligt sich. «Wir wollen keine Spaghettis», verkündet er. «Wir wollen Steaks. Große blutige Steaks.»

Wir können kein Steak bekommen, aber Pizza gibt es natürlich. An einem warmen Maitag schlendern sieben von uns – Moxi, Oscar, Lenny, Joseph, Nick, Robert und ich – den steilen Berg zur Stadt hinunter. Die Männer bestellen sich einzelne Pizza-Stücke und Becher mit Selters, außer Oscar. «Ein ganzes Blech», brummt er die Bedienung an. Er geht zum Getränkeautomaten, und der Automat spuckt sechs, nein sieben eisgekühlte Büchsen Sodawasser aus.

Wir sitzen am Tisch und essen. Oscar zieht die Laschen auf, stülpt die silbernen Deckel zurück, trinkt und rülpst. «Das stinkt nach Salami», sagt Robert finster.

Lenny hält sich die Nase zu. «Er wird wochenlang pinkeln», sagt er.

«Und stinken und stinken», fällt Nick ein.

Oscar scheint nichts gehört zu haben. Seine geschwollenen Augenlider flackern, das Weiße seiner Augen ist neblig. Er ist weit weg. «Ja», sagt er.

«Du wirst wochenlang pinkeln», schreit Nick und beugt sich zu Oscar hinüber, während der weitertrinkt.

«Und wir müssen das alles riechen.»

«Pst», sage ich, schau mich um und bin froh, daß der Pizzaladen leer ist.

«Ja», sagt Oscar. Er beißt ein großes Stück voller Käsefäden von einer Peperoni-Pizza ab und trinkt noch mehr Selters.

«Ich hoffe zumindest, daß Sie Ihre Pizza genießen, Oscar», sage ich.

Oscar legt die Kruste weg, an der er gerade kaut. In seinem Schnurrbart hängt Tomatensoße, ein Stück Peperoni klebt ihm am Kinn. Für einen Augenblick konzentriert sich sein Blick, und als ich mich umdrehe, sehe ich, daß er auf sein Spiegelbild in einer Glasscheibe starrt. «Nein», flüstert er. «Ich genieße nichts. Noch nie.»

Irgend etwas im Ton seiner Stimme, ihre ungewöhnliche Klarheit, läßt die Männer aufhorchen. Am Tisch wird es still, unsere Augen sind alle auf Oscar gerichtet. Nick spielt mit seiner Serviette, Robert rutscht unruhig auf seinem Stuhl hin und her. «Ich schmecke nämlich gar nichts», fährt Oscar in seinem eigenartigen nüchternen Selbstgespräch fort. Er hört auf zu sprechen, blinzelt zur Decke hinauf, scheint sich zu überlegen, was er gesagt hat. «Als ich zwei war, hat mich mein Vater von einem Baum geworfen. Er stahl mir meine Geschmacksknospen, hat sie mir von der Zunge gerissen. Später hat man mich mit einem Bohrer operiert, vor dem Feuer. Mein Körper brummt immer. Ich spüre gar nichts.»

Am Tisch ist es totenstill. Ich schaue die Männer einen nach dem anderen an, aber sie bewegen sich nicht, sind wie gelähmt. Ich frage mich, ob sie einfach so erstaunt sind über Oscars plötzliche Klarheit, oder ob es mehr ist, ob er eine größere Art von Traurigkeit für sie ausspricht. Hinter uns wirbelt der Pizzabäcker einen weichen Teigfladen herum, fängt ihn mit einem geräuschlosen Schlag auf. Weit hinten an der Wand flackert der Bildschirm eines Videospiels. Winzige Robotermännchen, die nur aus Mündern bestehen, verschlingen sich gegenseitig und verschwinden wieder in der Schwärze.

«Ich will hier raus», knurrt Nick plötzlich. «Ich will raus aus diesem gottverdammten Laden.»

«Zeit zu gehen», singt Lenny und springt auf.

«Zeit zu gehen», wiederhole ich trüb, sammle die Papierteller ein und werfe sie in den Abfalleimer.

Oscar, wieder abwesend, schlurft hinter uns her. Wir beginnen unseren Aufstieg den steilen Hügel hinauf, aber nach ein paar Schritten hält Oscar abrupt an, und ich sehe, wie die Starre von seinem Körper Besitz ergreift, sein Bein zwingt, halbwegs in der Luft hängen zu bleiben, ihm die Arme an den Körper fesselt und seinen Kopf in eine lächerliche Schräglage bringt. «Oscar», ich schubse ihn an, «Oscar, Oscar.»

Der Rest der Gruppe hält an, schaut sich nach uns um. «Großer Gott», stöhnt Nick, «nicht schon wieder, verdammt.»

«Los, Oscar», dränge ich ihn mit etwas lauterer Stimme. «Wir müssen zurück.»

Aber Oscar, der in einer völligen Bewegungslosigkeit gefangen ist, hat nichts gehört, kann nichts hören, seine Augen sind mit einem dichten Film überzogen. Einige Leute auf dem Gehweg halten an, gehen vorsichtig um ihn herum. Meine Gedanken überschlagen sich – wie bekomme ich ihn aus seinem Stupor wenigstens so lange heraus, daß ich ihn nach Hause kriege; wie bekomme ich ihn den Berg hinauf. Plötzlich, beim Hochschauen, habe ich den Eindruck, daß ich es aus Oscars Perspektive sehe: eine lange steile Schlange, die man nie besiegen kann, das Pflaster ein schmerzhaftes Reibeisen. Gräser schneiden durch die Risse des Betons, und unter unseren Augen verschlingen geflügelte Ameisen ihre Toten.

Wer wollte sich nicht von einer solchen Vision distanzieren? Wer würde nicht weinen? Aber wir können Oscar hier nicht alleine lassen. «Also», sage ich und hole Luft. Ich denke an die Nächte, wenn ich plötzlich hellwach im Bett sitze und es mich zu den Unterwassergärten hinabzieht, zu dem Aquarium, wo die Luftblasen in all ihrer Schönheit aufsteigen. «Also», sage ich zu meiner Gruppe. «Wir müssen jetzt zusammenarbeiten. Wir können Oscar nicht so auf der Straße lassen.» Und etwas Trauriges steigt in meiner Stimme auf. «Lieb mich», sage ich zu meinem Liebsten, aber manchmal bringt mich nicht einmal diese Verbindung unserer Körper zurück. Was kann Oscar zurückbringen? Die Astronomen sagen, daß das Universum sich immer weiter ausdehnt, aber die Galaxien füllen den Raum nicht. Nur in einem Zehntel des Universums gibt es Sterne und Sonnen; die anderen neunzig Prozent verharren in starrem Schweigen, sie sprechen nicht, überhaupt nicht.

«Alle Mann hinter Oscar», sage ich nun. Ich höre, wie meine Stimme einen flehenden und gleichzeitig überzeugenden Ton annimmt.

«Schieben!»

«Hören Sie auf damit», sagt Nick.

«Fangen Sie an, Nick», antworte ich ihm, und etwas Scharfes, sogar Wütendes in meiner Stimme bringt ihn dazu, auf mich zu hören.

Die Männer stellen sich hinter Oscar, der leise vor sich hin stöhnt. Moxi legt seine Hände ganz präzise auf Oscars Rücken, Lenny die seinen auf die Schulterblätter, Robert auf das Hinterteil. «Schieben!» schreie ich. «Schieben!» schreit Moxi zurück. «Hievt ihn hoch», ruft Robert. «Ho», antwortet Lenny.

Und die Männer beginnen dieses Paket von einem Menschen die steile Straße hinaufzuwuchten. «Hört bloß nicht auf», sagt Moxi außer Atem. «Ich hör nicht auf», sagt Robert. «Schiebt», schreie ich. Und ganz plötzlich bewegen wir uns alle zusammen, und wir schieben nicht nur Oscar nach vorne, wir schieben den Stupor weg, der uns alle umgibt. Ich denke an die Männer, wie sie in den Aufenthaltsraum kommen, in dem Oscar versteinert steht, wie sie ihn kneifen und ihn bitten, wieder zum Leben zu erwachen. Und jetzt sehe ich, wie diese Männer ihre Muskeln anstrengen, wie ihre Gesichter sich nach unten neigen, wie sie sich auf ein Ziel konzentrieren. Es liegt etwas Liebevolles und Zorniges in der Art und Weise, wie sie ihn nach vorne zwingen. «Ja», lacht Joseph triumphierend. «My man, my man», singt Lenny. Schweißtropfen stehen auf seiner schwarzen Stirn.

«Einatmen, ausatmen», schreie ich, während wir Oscar hinaufschieben, und die Männer atmen zusammen, treiben diesen Mann aus, atmen nach Lamaze, und bringen mit ihren Händen auf seinem Rücken seinen Bauch dazu, sich zu öffnen und einen großen Wind zur Welt zu bringen, ein Herz.

Wir sind schweißüberströmt, als wir mit einem komatösen Oscar auf dem Hügel oben anlangen. «Pfleger», schreie ich, als wir vor der Klinik stehen. Vier Pfleger kommen den Weg herunter und heben Oscar in die Höhe. «Ich danke Ihnen für Ihre Hilfe», sage ich zu den Männern, und sie nicken und verziehen sich auf die Terrasse oder in den Garten, wo sie vielleicht Gras an den Wurzeln herauszupfen und die saubere weiße Nässe an ihr schweißnasses Kinn pressen. Oder einen neu gewachsenen Krokus pflücken und in seinen farbenreichen Kelch starren, in den gerade eine Biene ihren Rüssel senkt und Pollen einsammelt, Nahrung für die Welt.

Später an diesem Abend wird Oscar die Welt überfluten. Während er starr mit offenen Augen und sprachlos im Bett liegt, wird sich sein Körper öffnen, wird seine Wasser freilassen. Und obwohl ich weiß, daß es eines der wichtigsten Therapieziele für Oscar ist, seine Inkontinenz in den Griff zu bekommen, hoffe ich in diesem Augenblick, hoffe es aus ganzem Herzen, daß er es nicht schafft. Denn was wäre wirklicher, vollkommener, wärmer und lebendiger? Aus welchem Grund zieht es mich sonst des nachts zum Licht eines Aquariums? Welche anderen Verbindungen haben wir zu unserem Planeten? Denn Wasser ist mit Sicherheit eine Verbindung. Wasser befeuchtet die Welt, Flüsse sind Adern, die Blumen bewässern und vereinzelte Landkuppen verbinden.

Draußen, an die Klinikmauer gelehnt, denke ich darüber nach. Über die Tatsache, daß einige Tiere, wenn sie in das, was die Wissenschaftler den Totstellreflex nennen, verfallen, durch einen starken Wasserstrahl aus ihrer Starre erweckt werden können. Ich schließe die Augen und stelle mir den erstarrten Oscar vor, Oscar, der zu viel Angst hat, um sich zu bewegen, wie es jetzt aus ihm strömt, aus ihm hervorquillt, ein anschwellender Strom, der seine erhitzten Halluzinationen löscht und ihn in eine seidige Umarmung zieht. Ssss singt Oscars Körper des nachts. Und ich stelle mir Oscar auf seinem Gewässer vor, das über die Ufer getreten ist. Er paddelt aus seinem Zimmer, hinunter in die Empfangshalle, durch die Vordertür und in die Nacht hinaus. Von seiner eigenen Strömung getragen, treibt er den steilen unbezwingbaren Hügel wieder hinunter. Er bewegt sich nun leicht, eingetaucht ins

Wesen der Dinge. Denn Wasser ist das Wesen alles Seins, jeder Tropfen stammt aus der Urmaterie, Partikel aus Wasserstoff und Sauerstoff, die sich in dem Augenblick verbanden, als die Erde sich formte. Und ich gehe mit dem dahintreibenden Oscar, während ich zu meinem Liebsten hinüberschaue, den ich manchmal nicht erreichen kann. Es spielt sich nur in meinem Kopf ab, wird sich immer nur in meinem Kopf abspielen, und das ist traurig. Aber ich kann jetzt sehen, wie wir beide von der gelben Welle hochgehoben werden, wie der Bach seinen Weg zum Fluß findet, der Fluß in den See mündet, wie der See anschwillt und sich mit riesigen Unterwassergärten vereint, den Mündern unserer sieben Meere: sssss, knospe, atme, und wie wir auf diese Weise sanft mit dem Rest der sich bewegenden Welt verbunden sind.

# Fließende Zeit

Linda Cogswell:
Aufnahmebericht

Ms Cogswell ist eine siebenunddreißigjährige Frau, alleinstehend, über dreißigmal eingewiesen, immer aufgrund von Selbstmordversuchen oder Selbstverstümmelung. Sie kratzt sich die Arme auf, wenn sie aufgeregt ist. Wurde als Kind lange Zeit sexuell mißbraucht. Sie möchte wegen ihrer Bulimie eine ambulante Therapie machen. Ms Cogswell sagt, daß sie sich mehrere Male am Tag übergeben muß. Ihre Zähne sind gelb und kariös, vermutlich aufgrund der Magensäure im Erbrochenen.

Die Klientin hat bereits über siebzig (!) ambulante Therapien mit Sozialarbeitern, Psychologen und Psychiatern hinter sich. Sie hat ihnen allen «gekündigt», da sie es nicht erträgt, wenn sie ihr Grenzen setzen. Sie hat gedroht, «zumindest sechs, wenn nicht mehr» vor Gericht zu bringen, da «sie mir nie das gaben, was ich brauchte. Sie waren eine Schande für ihren Berufsstand.» Zu Ihrer Beachtung: Die Klientin hat ihre Drohung, vor Gericht zu gehen, nie wahrgemacht. Sie verlangt aber, daß ihre Therapeuten ihr immer zur Verfügung stehen. Sie ist dafür bekannt, daß sie sie mitten in der Nacht anruft und schreit, daß sie sie sofort sehen müsse, und sie fügt sich Verletzungen zu, wenn man nicht darauf eingeht.

Während der Aufnahmegespräche wirkte die Klientin weinerlich und sprach leise. Sie trug große Kreolenohrringe und war stark geschminkt. Sie sagte, daß sie glaube, Gicht zu haben, und fragte, ob man ihr etwas dagegen verschreiben könne. Wurde aggressiv, als das abgelehnt wurde. Die Klientin hat möglicherweise Wahnvorstellungen, obwohl sie zu Person, Raum und Zeit voll orientiert war: sie wußte, wer sie war, wo sie sich befand, und konnte historische Persönlichkeiten entsprechenden Epochen zuordnen, Sprichwörter-Interpretation: etwas starr. Zahlenreihen: intakt. Empfehlung: psychometrischer Test, einmal wöchentlich Verhaltenstherapie wegen ihrer Eßstörungen; eventuell stationäre Aufnahme, wenn sie ihre Bulimie nicht unter Kontrolle bringt.

«Also, wer will den Fall übernehmen?» fragt Dr. Siley, der Leiter der stationären und ambulanten Abteilungen. Er steckt das Protokoll des Erstgesprächs, aus dem er vorgelesen hat, wieder zurück in seinen grünen Aktenordner.

Keiner der Kollegen bietet sich an. Eine Frau, die so extrem fordernd und ständig selbstmordgefährdet ist, setzt einen beruflich sehr stark unter Druck. Ellen schaut weg. Veronica beschäftigt sich mit den Falten ihres Rockes. Es ist still im Raum.

«Wie wär's mit Ihnen?» sagt Dr. Siley und sieht in meine Richtung. Er weiß, daß ich noch Kapazität frei habe. Meine Arbeitsplatzbeschreibung sieht vor, daß ich neben den chronisch Schizophrenen in meiner Gruppe noch mindestens zwanzig Patienten an der Tagesklinik behandeln muß.

«Na ja», sage ich, «es klingt, als ob sie viel Arbeit machen würde.»

«Wer macht das nicht?» sagt Veronica.

«Warum nimmst du sie dann nicht?» sage ich.

«Ich bin voll», sagt Veronica.

«Und Sie nicht», fügt Dr. Siley hinzu und schiebt mir die Akte über den Tisch.


Das Telefon läutet sechs-, vielleicht siebenmal, und dann höre ich eine kleine Stimme am anderen Ende der Leitung – «Hallo», flüstert sie, und ich stelle mich vor: Ich sei ihre neue Therapeutin, ob wir einen Termin ausmachen könnten, ich würde mich freuen, sie kennenzulernen, da und da befinde sich die Klinik, falls sie die Adresse nicht mehr habe –

«Kann nicht», weint die Stimme. «Kann nicht, kann nicht.» Ich höre ein Würgegeräusch, das Rascheln von Plastik. «Zehnmal am Tag», sagt die Stimme. «In dreiunddreißig Vierlitertüten. Ich habe» – und ihr Schluchzen dringt durch die Telefonleitung – «ich habe meinen letzten Pfennig für Tiefkühlpizza ausgegeben. Inzwischen kommt Blut.»

«Dann gehören Sie ins Krankenhaus», sage ich.

«O bitte», weint die Stimme. «Stecken Sie mich ins Krankenhaus, bevor ich mich umbringe. Ich habe Angst, daß ich mich umbringe.»

Ich sage ihr, daß sie sich hinsetzen solle, daß sie auflegen solle, und dann lege ich den Hörer auf die Gabel. Was ich jetzt tue, ist Routine, und ich kenne das auswendig. Ich wähle die Notrufnummer, gebe der Ambulanz ihren Namen und ihre Adresse, informiere sie, daß kein Grund für eine Zwangseinweisung vorliege, da sie gesagt habe, sie würde aus freien Stücken mitgehen. Sie werden sie als erstes in eine Notaufnahme bringen und von dort in irgendein staatliches Krankenhaus einweisen. Sie kann nicht zu uns kommen, da sie weder schizophren noch männlich ist, unsere beiden Aufnahmekriterien. Wohin immer man sie auch einweist, sie wird drei Tage oder vier Wochen dort bleiben, genügend Zeit also, meinen Anruf zu vergessen und auch daß sie jemals die Klinik betreten hat, in der ich arbeite. Im Krankenhaus wird man sie vermutlich zur Nachsorge an einen Psychologen überweisen, und er oder sie wird sich dann mit ihrer enormen Bedürftigkeit herumzuschlagen haben. Und ich werde mit etwas Glück den Fall lossein. Dachte ich.

Zwei Tage später wird mir ein Anruf ins Büro durchgestellt. «Ms Linda Cogswell sagt, daß Sie ihre ambulante Therapeutin sind. Könnten Sie nächsten Montag nachmittag bei einer Teambesprechung anwesend sein?»

«Nun, ich kenne sie eigentlich gar nicht. Der Fall wurde mir zugewiesen, aber bevor wir uns treffen konnten, mußte sie ins Krankenhaus. Wo ist sie?»

«Mount Vernon. Ich bin die behandelnde Psychologin. Wären Sie einverstanden, sich mit uns zu treffen, um über ihre Behandlung nach der Entlassung zu sprechen?»

*Mount Vernon, Mount Vernon.* Und plötzlich sehe ich, ob-

wohl es Jahre her ist, den Ort genau vor mir, die Backsteinge-
bäude, den grünen Efeu, der über die Fenster streicht. Die
Schwestern, die wie eine Schar Möwen die Gänge hinunter-
flatterten und Nadeln in ihren Schnäbeln trugen. Mein Herz
schlägt schneller; etwas schnürt mir den Hals zu.

«Mount Vernon?» sage ich. Warum mußte es unter den
Hunderten von Krankenhäusern in Massachusetts ausgerechnet *dieses* sein? Ein anderer Teil von mir denkt, daß ich darauf
hätte vorbereitet sein müssen, denn irgendwann einmal trifft
jeder auf seine Vergangenheit, Geister schlüpfen durch voll-
kommen versiegelte Räume.

«Schauen Sie, ich kenne die Frau überhaupt nicht», wiederhole ich und höre selbst etwas Verzweifeltes in meiner
Stimme. Ich versuche, es einzudämmen, und spreche in pro-
fessionellem Ton weiter. «Was ich sagen will, ist, daß die
Patientin zwar, technisch gesehen, an mich überwiesen worden ist, wir aber formal mit der Therapie noch nicht begonnen haben.»

Schweigen am anderen Ende der Leitung. «Aber, tech-
nisch gesehen», erwidert die Stimme, «ist sie bei Ihnen in
Behandlung, oder? Sie haben einen Bericht über sie? Ihre
Klinik hat den Fall angenommen?»

«Ja», sage ich, «nun ... ja.»

«Also, dann bis zum nächsten Montag, ein Uhr, North –»

«Two», unterbreche ich bitter. «North Two.»

«Gut», sagt sie, «wir sehen uns dann.»

Was kann ich tun? Technisch gesehen ist mir der Fall über-
wiesen worden. Aber hier geht es nicht mehr länger um den
Fall. Mein Zögern hat inzwischen nichts mehr mit Linda
Cogswell und ihren gelben Zähnen zu tun, sondern mit Efeu
auf Backsteingemäuer, dem Schatten einer Schwester, einer
Nadel, der Art, wie die Nacht aussah, wenn sie durch Gitter
fiel und die Sterne in gleichgroße Teile geschnitten wurden.
Ich erinnere mich, wie ich aus den Fenstern von North Two

blickte. Ich erinnere mich, wie Rosemary ihre versteckten Pillen schluckte, wie sie ein Schlafmittel auf ihrer Zunge tanzen ließ und später in einen so tiefen Schlaf versank, daß nur die harten Schläge einer Herz-Lungen-Maschine sie wieder wecken konnten. Flüssige blutrote Arzneien wurden in Plastikbechern serviert. Die Zimmer hatten keine Spiegel.

Doch die Bilder kamen damals klar umrissen zu mir, tun es heute noch in ruhigen Momenten, wenn die Vergangenheit so saumlos und glatt in die Gegenwart übergeht, daß die Zeit selbst flüssig zu sein scheint. Manchmal wünsche ich mir, daß die Zeit feste Konturen hätte, in einzelne Brocken eingeteilt wäre, so klar wie das Ticken der Uhr auf meinem Kaminsims. In Wahrheit aber brechen wir durch alle Grenzen, rasen über unsere Hoffnungen in die Zukunft hinein und auf dem Weg der Erinnerung zurück in die Vergangenheit.

Was können wir anderes tun, als versuchen, etwas zu berühren, uns an etwas zu erinnern? Was kann ich anderes tun, nachdem mir dieser Fall überwiesen worden ist? Ich werde hineingehen, werde untergehen. Zurückgehen.

Öffentliche Bekenntnisse gehören mittlerweile zu unserer Kultur. Ich weiß das. Und ich kenne die Kritik daran: daß der allgegenwärtige Bekenntniszwang das Leiden trivialisiert und zu dem Narzißmus beiträgt, an dem das Land krankt. Bis zu einem gewissen Grad stimme ich mit dem, was die Kritiker vorbringen, durchaus überein. Ich bin mir sehr bewußt, wie tief und teilweise gerechtfertigt zum Beispiel der Zorn Wendy Kaminers über die Art und Weise ist, wie sich Politikergattinnen wie Kitty Dukakis öffentlich zu ihrem Alkoholismus bekennen, ihn zur Schau stellen vor jedermann. Oder über Talk-Show-Gestalten wie Oprah Winfrey, die der Seele Zugeständnisse entlockt wie ein Zahnarzt Zähne zieht, danach die blutende Wurzel fröhlich in die Höhe hebt und das Loch im vereiterten Kiefer sondiert, während alle Welt schamlos dem

**169**

Schmerz in den Mund starrt, der so auf lächerliche Weise öffentlich gemacht wird. Wäre es nicht klüger, wenig oder gar nichts zu sagen, mich, wie jeder gute Arzt das tut, zurückzunehmen und höchstens eine empathische Anrührung zuzugeben? Was will ich damit erreichen, daß ich mich zeige? Befriedigt es ein narzißtisches Bedürfnis in mir – endlich stehe auch ich ein wenig im Scheinwerferlicht? Vielleicht ein wenig, oder nicht? Doch ich glaube, daß ich Aspekte meines Lebens weniger deshalb zu Papier bringe, um mich an dem Schauder zu erfreuen, der einem dabei über den Rücken laufen kann, sondern um Ihnen, meinen Lesern, zu erzählen: daß ich vielen meiner Patienten sehr nahe bin, daß ich sie liebe. Um Ihnen zu erzählen, daß für mich die Zeit durchlässig ist und auch die Grenzen zwischen den Menschen, daß die Grenze ständig verschwimmt, die den Helfer von dem trennt, der leidet. Wunden lassen sich wohl nie auf eine bestimmte Haut begrenzen, sie greifen nach uns allen. Wenn ein Mensch stirbt, fehlt der Welt dieser Atem, und Kontinente entfernt ringt ein scheinbar anderer Mensch nach Luft. Marie, Joseph, Peter, Moxi, Oscar, wenn ich für euch weine, vergeßt nicht, daß ich auch über mich weine.

Ich muß aus der Stadt hinausfahren, um dort hinzukommen, fünfundsechzig Kilometer auf Straßen, die ich die letzten acht Jahre gemieden habe. Auf den Hügeln, wo Felder waren, Pferde im Galopp Sand aufwirbelten und ich unter riesigen Trauerweiden saß, wenn die Schwestern mich für eine Weile ins Freie ließen, hat man jetzt niedrige viereckige Häuser gebaut. Aber der Kuppeldom ragt unverändert über die anderen Gebäude empor, als ich um die Ecke biege, schwimmt in der Ferne wie ein glitzerndes Raumschiff und sieht noch genauso aus wie vor fast einem Jahrzehnt. Wenn ich von meinen Freigängen zurückkam, sah ich diese luftige Kuppel, diese silberne Blase, die in einen Frühlingshimmel hineinplatzte, und zählte *Eins* ... *zwei* ... *drei* ..., während ich näher kam, und mein Herz schlug halb aus Angst, halb aus Erleichterung. Wieder in Sicherheit. Wieder gefangen. Wieder in Sicherheit. Wieder gef–

Und das gleiche Herz liegt jetzt in meiner Brust, es hämmert genauso, und ich finde mich in die gleichen Worte fallend: wieder in Sicherheit, wieder gefangen. Meine Handflächen auf dem Lenkrad fangen an zu schwitzen. Ich sage mir: Ich bin *nicht* dieses Mädchen. Ich bin *nicht* dieses Mädchen. Ich habe mich verändert. Ich bin gewachsen. Es ist lange her. Ich bin jetzt Psychologin, die mit der Zeit gelernt hat, die indischen Baumwollkleider und voluminösen Smokblusen aus- und Schneiderkostüme anzuziehen, eine schwarze lederne Aktenmappe herumzutragen. Aber wie oft habe ich über die Diskrepanz nachgedacht, die zwischen meinem heutigen Image und der verwickelten Vergangenheit besteht, aus der es gewachsen ist. Manchmal stellte ich mir vor, wie ich vor dem versammelten Therapeutenteam, vor all denen, die mich als couragierte selbstbewußte Kollegin kennen, herausschreie, wie oft wollte ich schon sagen: *Früher war ich auch –*

Und was ich dann gesagt hätte, ginge ungefähr so: Fünfmal, zwischen meinem vierzehnten bis vierundzwanzigsten Lebensjahr, war ich in genau diesem Krankenhaus, dessen splittbestreute Auffahrt ich jetzt hinauffahre. Ein nicht gerade kleiner Teil meines Lebens. Bis zu meiner, wie man so sagt, «Heilung», so etwa mit fünfundzwanzig, wurde ich alle zwei Jahre mehrere Monate lang von dieser Institution aufgenommen. Und selbst heute, mit einunddreißig Jahren, wo das alles vermutlich hinter mir liegt, wo ich massenhaft Zeit hatte, die Probleme zu rekonstruieren und zu verstehen, die dazu führten, daß man mich in ein Krankenhaus einschloß, fehlen mir die Worte. Bilder kommen, und vielleicht kann ich über diese Bilder einiges aus meinem Leben erklären. Ich bin zehn Jahre alt und sitze unter dem Klavier, während meine Mutter mit einem vor Schmerz maskenhaften Gesicht die Tasten bearbeitet. Unter dem Klavierhocker drücke ich auf die goldenen Pedale, presse sie nach unten, so daß unser Haus von kruden und widerhallenden Tönen anschwillt, berstende Crescendos und ein Jammern in meine Haut aufsteigen und Angst vor einer Welt sich einnistet, von der ich weiß, daß mit ihr nicht zu handeln ist, wenn man auf einer grausamen und trillernden Achse schwankt. Und später, ich liege schon im Bett, murmelt sie ein hebräisches Gebet, und ich stelle mir vor, wie ihre Hände mich erforschen, und eine Dunkelheit schlägt Wurzeln in meinem Bauch. Ein Schmerz wächst wie eine Pflanze, und als ich zwölf oder dreizehn war, beschloß ich, diese Pflanze zu finden, und suchte mit einer Rasierklinge nach ihren Wurzeln. Vollgetankt mit pubertärer Romantik, mit den Worten des verwundeten Hamlet und der ertrunkenen Virginia Woolf, die ich verehrte, stolzierte ich auf dem Rasen vor der Schule umher und präsentierte meine frischen Wunden. Cordelia, ein Zwerg, ein Narr, Miss Havisham. Ich war in alles verliebt. Ich weinte wegen der Dinge, die man in mich hineinsteckte, und wegen der Dinge, die man aus mir herauspflückte. Und ich wußte, mit der Überzeugung der Heranwachsenden, daß Leiden einen adelt. Ich wurde in ein Krankenhaus eingewiesen, einer Pflegefamilie übergeben, ins Krankenhaus gebracht, wieder und wieder. Später, so mit zwanzig, versuchte ich, mich zu Tode zu hungern, nahm Pillen, um mich zu beruhigen, suchte nach einem Ausweg. Und schließlich fand ich einen, oder, vielleicht, fand einer mich.

Ich bin nicht länger dieses Mädchen. Ich sage es mir, als ich im Fahrstuhl des Krankenhauses nach oben fahre. Ich habe irgendwie einen Weg gefunden und bin geheilt. Aber ich weiß, habe es immer gewußt, daß ich dorthin zurückkehren könnte. Geheimnisvolle Neuronen kollidieren und brechen auseinander. Das Gehirn zerreibt sich. Erinnerungen tauchen auf, die längst vergraben schienen.

Ich fahre mit dem Fahrstuhl nach oben, und die Türen öffnen sich mit einem Flüstern. Als ich aus dem Fahrstuhl trete, stehe ich vor einer weiteren Tür, und diese ist verriegelt und daran hängt ein Schild, auf dem steht:
VORSICHT:
EINTRITT AUF EIGENE VERANTWORTUNG
Und jetzt stehe ich auf der anderen Seite dieser Tür – der falschen, ich meine, der richtigen Seite – und läute. Ich blicke durch das dicke Glasfenster und sehe eine Schwester mit einem Clipboard in der Hand durch den Vorraum huschen. Ich erkenne sie. O mein Gott, ich erkenne sie! Ich kauere mich zusammen, trete schnell zurück. Unmöglich, sage ich mir. Es ist mehr als acht Jahre her. Die Personalfluktuation an diesem Ort ist unglaublich hoch. Aber sie könnte es sein, oder nicht? Und was geschieht, wenn sie mich erkennt? Mein Mund ist trocken, und etwas in meiner Kehle zieht sich zusammen.

«Dr. Slater?» fragt sie und öffnet die Tür. Ich nicke und schau ihr in die Augen. Sie haben das Blau der Traurigkeit und dichte Wimpern. Ihre Lippen sind im blassesten Hauch von Pink geschminkt. «Willkommen», sagt sie und tritt zurück, um mich hereinzulassen. Ich habe mich geirrt – ich habe diese Frau noch nie im Leben gesehen. Ich kenne diese Augen, ihre wäßrige Farbe nicht, und auch nicht die Stimme, in der ich zu meinem Erstaunen einen gewissen Respekt höre. Doktor – sie nennt mich tatsächlich Doktor. Sie verbeugt sich ein wenig, als sie mich begrüßt, beugt sich der Hierarchie, die an Orten wie diesen herrscht – Schwestern unter den Psychologen, Psychologen unter den Psychiatern, auf der untersten Sprosse der Leiter die Patienten.

In einer plötzlichen Woge der Zuversicht trete ich ein. Der Umschwung ist erstaunlich und macht mich einen Augenblick lang schwindlig. Mir ist die unglaubliche Elastizität des

Lebens bewußt, daß die Verkrümmten sich aufrichten, die Gebrochenen geheilt werden können. Achte auf das, was auf dem Boden ist, paß auf, wohin du trittst! Denn dort könnten geheime Kräfte sein, die voller Wut, smaragdgrün und scharlachrot, auffliegen, um dich ins Gesicht zu stechen.

Und hier bin ich, für den Bruchteil einer Sekunde nur smaragdgrün und scharlachrot.

«Bringen Sie mir ein Glas Wasser», herrsche ich sie in meiner Vorstellung an, «Nimm deine Tabletten, oder du kommst in die Beruhigungszelle.»

Dann erreicht mich die besondere Art konzentrierter Stille, die über der Abteilung liegt. Das Smaragdgrün verschwindet, das Scharlach fällt in sich zusammen. Ich bin wieder ich selbst, ich bin wieder hier. Ich drücke meine Aktentasche an mich und schaue die dämmrige Empfangshalle hinunter, und es ist die gleiche dämmrige Empfangshalle wie damals, beladen mit den gleichen Gerüchen wie vor vielen Jahren. Der Anstrich ist noch genau das gleiche goldene Grün. Der Geruch ist immer noch undefinierbar, süß und scheußlich. Eine andere Frau kommt auf mich zu, begrüßt mich. «Ich bin Nancy», sagt sie, «die Oberschwester dieser Abteilung.»

«Ich freue mich, Sie kennenzulernen», sage ich. Und dann habe ich den Eindruck, daß sie mich verstohlen mustert. Ich verspüre den Drang, mein Haar ins Gesicht zu schütteln, eine Kindheit in Kalifornien oder Europa zu erwähnen und auf die Tatsache zu verweisen, daß ich erst seit einem Jahr in Massachusetts bin.

«Die Besprechung findet im Konferenzraum statt», sagt Nancy. Ich drücke meine Aktenmappe an mich und folge ihr den Gang entlang. Wir gehen an offenen Türen vorbei, und ich halte den Atem an, als wir zur Nr. 6 kommen, denn das war mein Zimmer in den vielen Monaten, die ich hier verbracht habe. Ich gehe langsamer, versuche hineinzusehen. Wie früher hängen schwere Vorhänge vor einem großen vergitterten Fenster. *Dort sind die Sterne*, möchte ich sagen, denn in meinem Kopf ist es wieder Nacht, und jemand schaukelt in einer Ecke vor und zurück. Aber jetzt, heute, liegt eine blonde Frau auf dem Bett, das meins war. In dieser Matratze schwimmen noch meine Zellen, die tote Haut, die Stücke von uns, die wir zurücklassen und die unsere Signatur für immer in die Haut der Welt eindrückt. Wenn sie schläft, schreibt sich mein Name in ihr glattes Fleisch ein, und mein alter Schmerz dringt in ihren Kopf.

Und genau in dem Augenblick, in dem wir an dem Zimmer vorbeigehen, springt die Frau aus dem Bett und stürzt zur Tür. «O Nancy», klagt sie. «Ich bin hier nicht sicher, nicht sicher. Holen Sie meinen Arzt. Ich will meinen Arzt.»

«Dr. Ness wird um vier Uhr bei Ihnen sein», sagt Nancy.

Plötzlich fährt die Frau auf: «Vier. Dr. Ness kommt immer zu spät. Er läßt mich immer warten. Ich möchte einen anderen Arzt, jemand, der sich wirklich um mich kümmert. Einen anderen Arzt, einen anderen –»

Ihre Stimme wird lauter, und sie saugt an ihren Fäusten. «Hören Sie auf damit, Kayla», sagt Nancy. «Nehmen Sie die Fäuste aus dem Mund. Sie sind neunundzwanzig Jahre alt. Und wenn Sie einen anderen Arzt wollen, müssen Sie das auf der Hausversammlung vorbringen.»

Kayla stampft mit den Füßen auf, wirft ihren Kopf wie ein prächtiges Pony zurück. «Fick dich», murmelt sie, «der ganze verdammte Laden gehört durchgefickt», und dann stampft sie ins Bett zurück.

Als wir uns einige Schritte von dieser Szene entfernt haben, wendet sich Nancy mir zu und lächelt verschwörerisch. Ich spüre, wie sich meine Lippen zu einem entsprechenden Grinsen verziehen, und das erleichtert und ärgert mich zugleich, diese Haltung einem Patienten gegenüber. «Borderline», sagt Nancy trocken und nickt kurz mit dem Kopf.

Ich seufze und nicke ebenfalls. «Diese Borderline-Fälle

sind anstrengend.» Ich mache eine Pause. «Aber sie sind mir
lieber als die Patienten mit einer dyssozialen Persönlichkeitsstörung», füge ich hinzu, und als ich diese Worte sage, fühle
ich mich sicher, kann mich hinter meiner professionellen
Maske verbergen. Ich habe mein Gleichgewicht wieder und
werfe mit dem Jargon um mich wie ein selbstbewußter Brah-
mane in einem Dorf voller Unberührbarer. In dem, was ich
tue, steckt Verrat, aber dieser Verrat macht mich unkennt-
lich.

Unter allen psychischen Erkrankungen ist vermutlich die
Borderline-Persönlichkeitsstörung die, die Fachleute am
wenigsten gerne behandeln. Die Prognose ist nicht so gra-
vierend wie zum Beispiel bei der Schizophrenie, denn der
Borderline-Patient ist im Regelfall nicht psychotisch, aber
diese Patienten sind für ihre extravagante, aufmerksamkeits-
heischende, überfordernde Art bekannt, in der sie anderen
Menschen gegenüber auftreten. Linda ist, den Aufnahme-
akten nach, mit Sicherheit ein Borderline-Fall. Patienten wie
sie werden mit Adjektiven wie «manipulativ» oder «bedürf-
tig» beschrieben, und sie verhalten sich normalerweise
außerordentlich destruktiv, was Anorexie, Substanzmiß-
brauch, Selbstverstümmelung und Selbstmordversuche einschließt. Jemand mit einer Borderline-Diagnose wird als
ziemlich hoffnungsloser Fall betrachtet, der aller Wahr-
scheinlichkeit nach seine Erkrankung nie hinter sich lassen
wird. Bei mir selbst wurde, neben anderen Dingen, eine Borderline-Persönlichkeitsstörung diagnostiziert. Als ich das
Krankenhaus mit vierundzwanzig Jahren verließ und irgendwie wußte, daß ich nie mehr zurückkehren würde, bat ich um
eine Kopie meines Krankenberichts, was das Recht eines jeden Patienten ist. Das Erstgespräch hatte große Ähnlichkeit
mit dem von Linda, und die Aufzeichnungen enthielten alle
möglichen pessimistischen Voraussagen. «Diese junge Frau

hat eine lange Geschichte der Instabilität, was ihre interpersonellen und intrapsychischen Funktionen anbelangt», stand in meinem Bericht. «Sie ist eindeutig seit langer Zeit psychisch krank und in Behandlung, und wir werden sie mit großer Sicherheit in Zukunft noch des öfteren hier sehen.»

Ich erinnere mich jetzt an diese Worte, als wir den Konferenzraum betreten, wo mehrere Schwestern und Ärzte um einen Tisch herum sitzen. Gegenüber an der Wand ist ein Einwegspiegel. Ich prüfe kurz ihre Gesichter und bete, daß ich ihnen so unbekannt vorkomme wie sie mir. Ich erkenne niemanden und hoffe gegen alle Hoffnung, daß sie mich nicht erkennen. Obwohl wir uns nie begegnet sind, spüre ich, daß ich sie irgendwie kenne, daß ich sie in einem tiefen und geheimen Teil von mir kenne. Ich habe das wütende Bedürfnis, «Ha ha» zu schreien, mich vor dem bärtigen Psychiater am Kopfende des Tisches zu verbeugen, die Arme in die Hüften zu stemmen und so herumzuwirbeln, daß mein Rock sich bauscht. «Hier bin ich», würde ich gerne schreien. «Jawohl, mein Herr, ein Encounter der anderen Art. Raten Sie, wen Sie vor sich haben, raten Sie, wer ich bin. Ich bin die Borderline-Patientin! Und ich kann Ihnen versichern, meine Damen und Herren, daß ich es ausgewachsen habe, zumindest ein Stück weit ...»

Natürlich sage ich nichts von alldem, ich hätte gar nicht den Mut dazu, es würde mich meine Glaubwürdigkeit kosten. Das Komische daran ist aber, daß ich einer Profession angehöre, die vorgeblich Ehrlichkeit und Offenlegung der eigenen Persönlichkeit schätzt. Freud selbst behauptete, du kannst keine wertvolle analytische Arbeit leisten, solange du nicht mit dir «ins reine» gekommen bist, solange du nicht in der Gegenwart des anderen die verdrängten Geheimnisse und Erinnerungen im Licht des Tages ausgesprochen hast. Freud sagte uns, daß wir uns nicht schämen sollten, daß wir unsere Mütter und Väter, unsere Nässe, unsere Haut freilassen und Walzer tanzen lassen sollten. Die Ausbildung von Psychologen und die Kliniken, in denen wir später arbeiten, leben vom Credo der Diskussion der Gegenübertragung, zu der zwingend persönliche Konflikte gehören.

Aber zur gleichen Zeit erreicht die Praktiker in der Psychiatrie eine andere, subtilere, aber doch machtvolle Botschaft. Diese Botschaft lautet: *Bekenn dich zu deinem Schmerz, aber nur bis zu einem gewissen Grad. Bekenn ihn, aber bleib sauber. Geh in die Therapie, aber glaube nicht, daß du einer von uns bist, wenn du mehr hast als eine nette kleine Neurose.* Diese Botschaft wird in der Praxis durch das unverbrüchliche «Wir-gegen-die»-Gefühlsmuster zementiert, durch die ständige Markierung der Kluft zwischen Therapeut und Patient, die so tief wie möglich gehalten werden soll. Diese Kluft zeigt sich in der Sprache, die nur Therapeuten verstehen, in Wörtern wie *Glossolalie* und *Echolalie*, anstatt einfach von der *Musik des Wahnsinns* zu sprechen. Auch in Ausdrücken wie «mörderische Ideation» und «voll orientiert», wo man leicht sagen könnte *er ist so verrückt, daß er sie töten will* oder *er ist heute klar, er weiß, wer und wo er ist.* So ist es Therapeuten zwar durchaus erlaubt, ihre *Gegenübertragung* zuzugeben, aber keineswegs *den Schmerz Schmerz Schmerz, auf den mich der Patient zurückwirft, die Erinnerungen an die Zeit, in der ich fünf war, deine Arme, meine Arme, die gleiche Wunde.* Nein. So zu sprechen würde die Kluft zum Verschwinden bringen, und die Therapeuten würden in etwas versinken, was sie überwältigt. Wir – ich – hängen an diesem Jargon, der das Leiden beschreibt und uns darüber erhebt. Aber hier bin ich wieder, plötzlich, an diesem alten Zuhause, gedemütigt.

Ich erkenne den Konferenzraum wieder, in dem ich meine Mutter und die Jugendfürsorgerin das letzte Mal traf. Mein Vater war nach Ägypten gegangen. Meine Mutter, von ihm verlassen, irgendwie immer verlassen und einsam, obwohl sie die Menschen um sich scharte, trug einen Schal und einen goldenen Davidsstern, eingekeilt zwischen den Hügeln ihrer Brüste. Jahre danach, als ich die Hügel Jerusalems sah, den beißenden Wüstensand in den hohlen Händen und die einfachen Gesänge der Chassidim hörte, die die Zerstörung des Tempels beklagten, dachte ich an den brennenden Körper meiner Mutter, einen Schmerz, den ich nie verstanden habe.

Es ist dieser Konferenzraum, in dem sie mir unsicher, zornig, vielleicht sogar zeitweise wahnhaft, durch und durch besetzt von einer ewigen Angst, die ihre Hände zittern ließ, eröffnete, daß sie mich weggeben, mich zur Adoption freigeben würde. «Ich werde nicht mehr mit dir fertig», sagt sie zu mir, spuckte es mir ins Gesicht. «Ich möchte dich nicht länger in meinem Haus haben.»

Ich neige meinen Kopf aus Achtung vor etwas Unaussprechlichem und betrete den Raum. In mir schreit alles, und meine Augen brennen. Nancy stellt mich allen vor, und ich setze mich, ziehe ein Notizbuch hervor und versuche, mich so gelassen und gefaßt zu verhalten wie nur irgend möglich. «Die Patientin, Ms Cogswell», beginnt der bärtige Psychiater, «ist kein Fall, der vom Krankenhaus profitieren könnte. Sie ist ein extremer Fall von Borderline, die ihre Zerstörungswut an der Abteilung ausläßt. Wir vermuten zudem, daß sie uns etwas vorspielt.» Er macht eine Pause, sieht mich an, räuspert sich. Ich lächle ihm zu, aber ich habe das Gefühl, daß ich meinen Mund nicht unter Kontrolle habe, meine Mundwinkel angespannt sind. Ich werde nicht weinen, ich werde nicht weinen, obwohl ich im Einwegspiegel und hinter dem cremefarbenen Sprossenfenster meine Mutter sehe, ihr Gesicht ganz deutlich, ihre von Einsamkeit und Wut gejagten Augen. Ich spüre ihre Finger auf meinen Brüsten und zucke zusammen.

«Wir denken», fährt eine Sozialarbeiterin, die Miss Norton heißt, fort, «daß wir sie in einigen Tagen, sobald wir sie medikamentös stabilisiert haben, entlassen werden. Wir nehmen an, daß Sie sie ambulant weiterbehandeln. Haben Sie schon eine Vorstellung, wie Sie mit ihr arbeiten werden?»

Ich nicke und gebe vor, mir einiges zu notieren. Als meine Stimme aus meiner Kehle aufsteigt, bin ich erstaunt, wie glatt sie klingt, ein weicher Ballen Seide. «Ich werde ihr viele Grenzen setzen», sage ich. «Bekanntlich brauchen Borderline-Patienten Grenzen. Es ist der einzige Kontext, in dem sich eine sinnvolle Übertragung herstellen läßt.»

Der bärtige Psychiater nickt. Draußen im Baum fährt sich meine Mutter mit der Zunge über die Zähne, und Wind bauscht ihren wunderschönen Rock, der mit zarten Blumen bestickt ist. Und dann ist sie nicht mehr meine Mutter, sondern ein kleines Mädchen mit weißen Beinen, eine rote Narbe auf dem dünnen Knie. Und während ein Teil von mir in diesem Konferenzraum sitzt, fliegt der andere Teil hinaus, um dieses Mädchen kennenzulernen, die empfindliche Narbe zu berühren und sie mit meinen Fingern zu streicheln.

Denn ich habe gelernt, wie man empfindliche Punkte besänftigt, wie ich Balsam auf meine verletzte Haut auftragen kann. Ich kann es, ohne daß es auch nur ein Mensch merkt, kann es, wenn es nötig ist, tun, während ich unterrichte oder ein Seminar über Psychodiagnostik leite. Ich kann es, während ich mit Ihnen rede, als wäre nichts geschehen. «Pssst», flüstere ich der verborgenen schmerzenden Stelle zu. Ihr könnt das Borderline – könnt mich Borderline –, multiple Persönlichkeit oder Posttraumatisches Streßsyndrom nennen – aber laßt die Sprache weg, und ihr findet etwas Einfaches. Ihr findet mich, gesund wie ein Pferd und noch immer leidend, wie wir alle. Was mich von Kayla oder Linda oder meinen anderen Patienten wie Oscar, Marie, Moxi unterscheidet – was mich von diesen «Kranken» unterscheidet –, ist nur die angelernte Fähigkeit, die Messer des tiefen Schmerzes mit etwas Geschicklichkeit zu handhaben. Psychische Gesundheit heißt nicht, die Schmerzen verschwinden zu lassen. Ich glaube nicht, daß sie je verschwinden. Ich glaube, daß fast jede Person, die heute an diesem ovalen Tisch sitzt, die gleichen verqueren Impulse, das gleiche scharlachrote Es hat wie der schwankendste Borderline-Fall, der grellste Psychotiker. Nur sind die Muskeln stärker, die die Dinge im Rahmen halten, sie kanalisieren und durch einen Trichter schicken. Es ist nicht so, daß ich geheilt bin, ich habe eher gelernt, stillzusitzen und zu warten, wenn der Schmerz sein tanzendes Werk vollbringt, habe gelernt, nicht in Panik zu verfallen und mich nicht zu winden, denn sonst graben sich die Messer noch tiefer ein und infizieren am Ende die Wunde.

Noch immer aber wundere ich mich. Warum – wie – habe ich es geschafft, diese Dinge zu lernen, und warum haben es andere nicht geschafft? Warum konnte ich irgendwie, zumindest für jetzt, das, was wie ein Schiffbruch aussieht, hinter mir lassen und etwas Solides aus meinem Leben machen? Meine Prognose war immerhin sehr schlecht. In müßigen Momenten schlüpfen meine Finger immer noch unter meine Blusenärmel und streichen über die weißen Narbenwülste, die aus den Jahren stammen, in denen ich an nichts anderes dachte, als mich zu schneiden. Wie habe ich es gelernt, mit dem Schneiden und den Zusammenbrüchen aufzuhören, und kann ich diese Fähigkeit anderen irgendwie vermitteln? Ich weiß das nicht. Es ist eine Kernfrage für mich bei meiner Arbeit. Meine Stärke hat gewiß etwas mit Erinnerung zu tun, mit der fließenden Zeit. Denn ich erinnere mich zwar sehr klar an die Schrecken des Mißbrauchs, ich erinnere mich aber auch an den grünen und wunderschönen Traum einer Kindheit, die feuchte Haut eines Blattes auf meiner Nase, die Kröten, die mir eine goldene Pfütze auf die Hand pinkelten. Entzücken, Entzücken, die Erinnerung daran hat mich mit einem starken und unerschütterlichen Glauben geimpft. Ich glaube Dostojewskij, wenn er schreibt, daß eine einzige gute Erinnerung im Herzen eines Menschen ausreiche, um uns alle zu retten. Ich habe wegen meiner Erinnerungen überlebt.

Und auch anderer Dinge wegen. E. J. Anthony schrieb in seiner bahnbrechenden Studie «The Invulnerable Child», daß es einigen Kindern gelingt, einer traumatischen Vergangenheit zu entrinnen oder ihr zu entwachsen, wenn es zumindest einen verläßlichen Erwachsenen in ihrem Leben gibt – eine Tante, einen Nachbarn, einen Lehrer. Ich hatte das außerordentliche Glück, zu Pflegeeltern zu kommen, bei denen ich vier Jahre blieb, bis ich achtzehn war. Sie umsorgten mich liebevoll, und sie glaubten an mich. Selbst wenn mein Verhalten so übel eskalierte, daß ich mir in ihrer Küche mit dem Fleischmesser Schnitte beibrachte oder aus Wut alles Aspirin aus der Hausapotheke schluckte und wieder ins Krankenhaus eingeliefert werden mußte, glaubten sie weiter an meine Fähigkeit zu wachsen, und sie zeigten diesen Glauben darin, daß sie mich nach jeder Entlassung aus der Klinik wieder als ihr Pflegekind akzeptierten. Daß ich mich beständig darauf verlassen konnte, angenommen zu werden, muß etwas bewirkt haben: Es hat mich über die Jahre langsam gelehrt, etwas Rettendes in mir zu sehen. Gott segne diese Menschen, denn sie sind ein Teil meines festen Glaubens. Gott segne die Geschichten, die mir meine Pflegemutter vorlas, und meine Geschichten, denen sie später zuhörte, ihr dünnes blondes Haar hing in einer einzigen Strähne. Das Haus war alt und mit Holzschindeln bedeckt, hatte Nischen und Durchlässe, in denen ich mich liebend gern versteckte, der Regen trommelte auf ein undichtes Dach, und draußen, auf dem mit Pfützen bedeckten Hof, bellte und spielte ein wunderschöner Schäferhund im Wasser, leckte mir das Gesicht und gab mir seine Pfote. Gott segne die Nacht dort, das Licht auf dem Flur, das sie für mich brennen ließen, eine milde gelbe

Scheibe, die für mich zu einem Flügel wurde, einer Frau, einer ganzen Armee von Engeln, die, wie ich lernte, mich einfach in Schlaf singen konnte.

Während einer Besprechungspause bietet mir eine Schwester eine Tasse Kaffee an. «Gerne», sage ich, «aber ich muß erst auf die Toilette.» Und bin weg, gehe durch die Gänge, die ich so gut kenne, ihre Ecken und Biegungen sind im unter-irdischen Gedächtnis eingegraben. Ich gehe links, dann rechts, öffne schwungvoll die alte hölzerne Tür zur Damen-toilette und setze mich in eine der Kabinen.

Als ich zurückkomme, hat die Schwester eine dampfende Tasse Kaffee fertig. Sie schaut mich verwundert an, als sie mir den Kaffee reicht. «Waren Sie schon einmal hier?» fragt sie.

Ich muß erstaunt ausgesehen haben, denn sie fügt hinzu: «Wegen der Toiletten, Sie wissen, wo sie sind.»

«Oh», sage ich schnell. «Ja. Ich habe schon Patienten frü-her auf dieser Abteilung besucht.»

«Sie müssen nicht die Patiententoilette benutzen», sagt sie, lächelt eigenartig und sieht mich mißtrauisch an – zumin-dest bilde ich mir das ein. «Wir empfehlen das nicht», fügt sie hinzu. «Benützen Sie bitte die Personaltoilette hinter der Schwesternstation.»

«Okay», sage ich. Ich beuge mich über den Kaffeedampf und hoffe, daß sie die Röte, die mein Gesicht überzieht, der aufsteigenden Hitze zuschreibt. Natürlich. Wie dumm von mir. Was denkt sie? Vermutet sie etwas? Irgendwie bin ich einer von diesen Patienten, und sie könnte auch einer sein. Doch ich bin noch nicht so weit, das zu sagen. Ich bin schwach. Ich bin weise. Diesmal hat mich die Erinnerung vom Weg abgebracht.

Die Besprechung geht weiter. Ich bin nicht bei der Sache. Ich denke an den Fauxpas mit der Toilette, und dann schaue ich dem Wind zu, der draußen durch den Baum weht. Ich denke daran, wie wir uns alle einen ähnlichen, wenn nicht sogar einen einzigen Schmerz teilen, und die Risse zwischen dem Selbst und den Schutzhüllen eine eigene Form des Wahns bilden. Und dann höre ich ein Wimmern durch die dünne Decke dringen, einen scharfen Schrei, das Klappern von Schritten. Ich setze mich auf.

«Kreißsaal», sagt die Sozialarbeiterin und zeigt nach oben. «Wir sind direkt unter der Entbindungsstation.»

Ich lächle. Ach ja. North Two belegt nur ein Stockwerk eines alten großen Kreiskrankenhauses. Die psychiatrische Abteilung, in der wir uns befinden, lag schon immer zwischen den Kreißsälen und der Wöchnerinnenstation. Als Patientin konnte ich oft, während der Gruppentherapie oder wenn ich in einen betäubten Schlaf versank, die Schreie der in den Preßwehen liegenden Frauen hören, deren Muskeln sich zusammenzogen und deren rosige Haut unter großem Schmerz riß, während der Kopf des Kindes durchtrat.

«Es wäre vermutlich sinnvoll, wenn Sie jetzt Linda kennenlernen würden», sagt der Psychiater, wirft einen Blick auf die Uhr und räumt seine Papiere zusammen. Alle stehen auf, die Besprechung ist beendet.

«Sie können eins der Konsultationszimmer benutzen», fügt Nancy, die Oberschwester, hinzu. «Es sind angenehme Räume, ideal für therapeutische Zwecke, bequem.»

Ich nicke. Ich habe Linda, und daß sie der eigentliche Grund für meine Rückkehr hierher ist, fast vergessen. Jetzt verlasse ich mit den anderen den Konferenzraum, und Nancy deutet die lange Halle hinunter. «Dort», sagt sie, und ihr Finger zeigt auf eine Tür links. «Das dritte Zimmer. Wir werden Linda zu Ihnen bringen.» Und dann langt Nancy zu meinem Erstaunen tief in ihre Tasche, zieht einen großen Stahlring mit

Schlüsseln heraus und gibt ihn mir. Es sind die gleichen Schlüssel wie vor vielen Jahren, ich weiß es sofort, Schlüssel, die ich nicht berühren durfte, die ich aber, wenn ich konnte, gierig beäugte, ihren kalten grünen Glanz und die geheimnisvollen viereckigen Bärte, die Türen zu Welten öffneten, von denen ich nicht wußte, wie ich hingelangen könnte. Schlüssel, Schlüssel, davon muß jeder psychisch Kranke zwangsläufig träumen, von den herzförmigen Höhlen, in die sie passen, von dem scharfen Klicken, wenn sich die geheime Mechanik der Schlösser dreht und sich die samtgesäumten, muschelbesetzten Kästchen öffnen. Schlüssel sind Symbole für Freiheit und Macht und für Getrenntheit. Denn in einer psychiatrischen Anstalt hat nur die eine Seite die Schlüssel: die andern gehen mit Plastikgabeln in den Fäusten zu ihren Mahlzeiten.

Langsam gehe ich durch die Halle zum Konsultationszimmer, stehe vor der verschlossenen Tür und halte den Schlüsselbund in der Hand. Er ist kühl, und ich presse ihn an meine Wange. Es gab einmal eine Hand, die sich auf mein Gesicht legte und fühlte, ob ich Fieber hatte, die meine Angst wegstrich. Gesegnet seien die, die geholfen haben.

Eine Frau, die sehr viel älter aussieht als siebenunddreißig, kommt die Halle herunter auf mich zu. Sie geht gebückt, hat müde rote Haarlocken. Als sie näher kommt, sehe ich die dunklen Ringe unter ihren Augen, in denen sich die Müdigkeit und Angst von Jahren eingenistet haben. Ich würde sie gerne mit dem Finger berühren, das mikroskopische Geröll des Leids wegräumen.

«Linda», sage ich und strecke die Hand aus. «Hallo», sage ich, und ich kann eine Freundlichkeit in meiner Stimme hören, einen warmen Wind in mir, denn ich begrüße nicht nur sie, sondern mich selbst.

Wir stehen vor dem verschlossenen Besprechungszimmer, und ich suche nach dem passenden Schlüssel. Ich will ihn ins Schlüsselloch stecken, aber auf halbem Weg halte ich inne.

**185**

«Sie», sage ich zu meiner neuen Patientin, zu Linda. «Sie nehmen den Schlüssel. Sie schließen auf.»

Sie zieht eine Augenbraue hoch, starrt mich an. Ihr Gesicht scheint zu sagen *Wer bist du denn schon?* Ich möchte weinen. Die Stunden hier waren zu lang und zu hart. «Sie», wiederhole ich und spüre, wie mir tatsächlich Tränen in die Augen steigen. Sie macht einen Schritt auf mich zu, schaut mich genau an, ihr Gesichtsausdruck ist verwirrt. Mit Sicherheit hat sie noch keinen ihrer Ärzte weinen sehen. «Es ist alles in Ordnung», sage ich. «Ich weiß, was ich tue.» Und aus einem Grund, den ich in diesem Moment nicht hätte nennen können, versuche ich nicht, meine Tränen zu verbergen. Ich schaue ihr direkt ins Gesicht. Und diesmal, und es ist das erste Mal an diesem Tag, hört sich meine Stimme wirklich zuversichtlich an. «Nehmen Sie die Schlüssel, Linda, und öffnen Sie die Tür.»

Sie streckt eine knochige Hand aus, nimmt die Schlüssel von mir und stößt die Tür auf. Das Konsultationszimmer ist voller Sonne, eine Wand besteht nur aus Fenstern. Ich war auch in diesem Zimmer, vielleicht hundertmal im Lauf der Jahre, begegnete den Psychiatern, die mich zu behandeln versuchten. Ich schauerte in der Erinnerung. Letztendlich waren es weder ihre Therapien noch ihre Theorien, die mir halfen, sondern die Freundlichkeit, die es in einer schwierigen Welt gab. Und vom Stockwerk über uns erreicht uns der Schrei eines protestierenden Neugeborenen, der Schrei einer Frau, voll aufgerissen von der Geburt. Sie ist wir. Wir sind sie. Meine Mutter sagte, wenn sie sich über den Sabbatkerzen wiegte und bis spät, spät in die Nacht jüdische Gebete sang, «Höre, Israel, der Herr ist unser Gott, der Herr ist Einer, und wir sind Israel, sein Volk ...»

Dann machte sie eine Pause, die Hände um die Kerzen gewölbt. «Wir sind eins», sagte sie zu mir nach einigen Augenblicken, und ihr angespanntes Gesicht schaute durch die Schatten auf mich. «Als Volk sind wir immer eins.»

Manchmal fehlt sie mir.

Meine Patientin und ich setzen uns, wir schauen einander an. Ich sehe mich in ihr. Ich glaube, sie sieht sich in mir.

So beginnen wir.

**Danksagung**  Ich danke Ben Alexander, Molly Froelich, Liza Graver, Ed Harutunian, Joyce Mandell, William Oksner, Veronika Requat, Lisa Schiffman, Audrey Schulman und Tracy Slater für ihre Freundschaft, die die harte Arbeit, die Schreiben ist, erträglich machte. Ich danke auch meiner Schreibgruppe, Mary Clark, Pagan Kennedy und Karen Prop. Ich danke Susan Baur, deren Arbeit als Psychologin und Schriftstellerin mich inspiriert und beeinflußt hat. Ich danke meiner Agentin Kimberly Witherspoon und ihrer Partnerin Maria Massie. Und natürlich danke ich meiner Lektorin Kate Medina, deren Unterstützung und Ermutigung mir mehr bedeutet haben, als ich je sagen kann.